让马王堆医学文化活起来丛书

总主编 何清湖 副总主编 陈小平

马王堆 房室养生

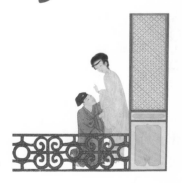

主编 周兴 周青

C S K 湖南科学技术出版社 ·长沙

国家一级出版社 全国百佳图书出版单位

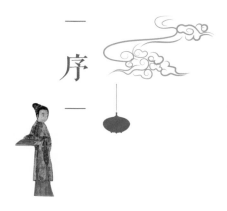

序

　　文化是事业赓续的根脉，更是开创新局的源泉。习近平总书记在党的二十大报告中明确提出，要"推进文化自信自强，铸就社会主义文化新辉煌"。这是因为文化自信是推进一个国家、一个民族持续发展的最基本、最深沉、最强大的力量。随着"两个结合"重要论断的提出，习近平文化思想为我们担负起新时代文化使命、建设中华民族现代文明提供了根本遵循和行动指南。

　　湖南是中华文明的重要发祥地之一，湖湘文化是中华优秀传统文化的重要组成部分，具有文源深、文脉广、文气足的独特优势。近年来，湖南立足新的文化使命，加强文化强省建设力度，着力推动湖湘文化创造性转化、创新性发展，成为推进中国特色社会主义文化建设、中华民族现代文明建设的生力军。"惟楚有材，于斯为盛"的湖南文化产业享有"文化湘军"的盛誉；湖南中医药列入全国"第一方阵"，可以用"三高""四新"予以概括，即具有高深的渊源、高精的人才、高坚的基础和战略思想新、总体部署新、发展形势新、主攻策略新的特色与优势。加快推进湖湘中医药事业的高质量发展，首先就要以高度的文化自信凝聚湖湘中医药传承创新发展"三高""四新"的新动能。

湖湘中医药文化底蕴深厚，古今名医辈出，名药荟萃。长沙马王堆汉墓出土医书、长沙太守医圣张仲景坐堂行医遗址，可以说是全世界独一无二的、永远光辉璀璨的中医药文化宝藏。因此，进一步坚定湖湘文化自信，不仅要立足中华传统文化视野审视湖湘中医药文化，更要站在建设中华民族现代文明的高度，挖掘好、发挥好湖湘中医药文化的时代价值。

马王堆汉墓出土医书是目前保留和显示我国古代早期医学发展水平的最真实、最直接的证据，具有重要的传统文化思想和珍贵的医学学术价值。作为我国地域中医药文化的典型代表和湖湘中医药文化的宝藏，马王堆医书文化具有跨越时空、超越国界、服务当代的永恒魅力，值得大力传承、弘扬和创新发展。

长期以来，湖湘中医药文化在立足湖南、辐射全国、放眼世界的道路上，先贤后杰前赴后继走出了坚实的"湘军"步伐。近年来，何清湖教授积极倡导湖湘中医文化研究，其团队长期深耕于马王堆汉墓出土医书的挖掘、整理和提炼，坚持追根溯源、与时俱进，形成了一系列具有聚焦性、时代性和影响力的学术成果，充分彰显了坚定文化自信、勇担文化使命的新时代中医人风采。

2024年，正值马王堆汉墓文物出土50周年，何清湖教授及其团队编著、出版《让马王堆医学文化活起来丛书》。伏案读罢，深为振奋，尤感欣慰，这是湖湘中医药传承传播与创新发展的又一力作。慨叹"桐花万里丹山路，雏凤清于老凤声"——丛书分为 10 册，既基于精气神总体阐释马王堆医学文化的核心内涵和独特理念，又围绕食疗、酒疗、足疗、导引术、方剂、经络、房室养生等多方面深研马王堆医书的学术理念与临床方术，不仅做到了"探源中医，不忘本来"，而且坚持了"创新发展，面向未来"。每一个分册既有学术理论的整理和发掘，又有学术脉络的梳理和传承，更有当代转化的创新和发展，呈现出该研究团队多年来对马王堆医学文化的深度挖掘、深入思考、深广实践的丰硕成果，堪称具有深厚的理论积淀、开阔的学术视野、丰富的临床实践的一套兼具科学性、传承性和创新性的学术著作。

我希望并深信，本套丛书必将进一步擦亮"马王堆医学文化"这张古代中医药学的金牌，让马王堆医学文化活起来，展现其历久弥新的生命力，从而赓续湖湘医脉，在传承创新中促进中医人坚定文化自信，推动中医药传承创新发展。

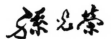

2024 年 5 月 8 日

孙光荣，第二届国医大师，第五届中央保健专家组成员，首届全国中医药杰出奖获得者，中国中医药科学院学部执行委员，北京中医药大学远程教育学院主要创始人、中医药文化研究院院长。

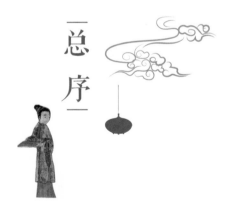

总序

习近平总书记指出，中华文明源远流长、博大精深，是中华民族独特的精神标识，要从传承文化根脉、弘扬民族之魂的高度做好中华文明起源的研究和阐释，让更多文物和文化遗产活起来。这些精辟论述，内涵深刻、思想精深，为研究和发展中华优秀传统文化提供了根本遵循。

1972—1974 年，湖南长沙东郊的马王堆汉墓惊艳了世界。其中出土的医学文献及与中医药相关的文物，为我们揭示和重现了我国古代早期医学发展的真实面貌。它们是最直接、最珍贵的历史、医学和文化价值的体现，堪称湖湘文化乃至中华文明的瑰宝。2024 年是马王堆汉墓文物发掘 50 周年，以此为契机，我和我的团队坚持在习近平文化思想指引下，以发掘、传承、弘扬和转化为主线，对马王堆医学文化进行了重新梳理和深入挖掘，《让马王堆医学文化活起来丛书》由此应运而生。

本丛书共分 10 册，系湖南省社科基金重大项目"湖南中医药强省研究"、湖南省社科基金重大委托项目"马王堆中医药文化当代价值研究"与湖南省中医科研重点项目"健康湖南视域下马王堆医学文化的创造性转化与创新性发展研究"的重要成果。本丛书系统攫取了马王堆医学文化的精粹：从精气神学说到运用方药防病治病，从经络针砭到导引术，从房室养生到胎产生殖健康再到香文化、酒疗、食疗、足疗。每一分册都立足理论基础、学术传承及创新发展三个层面，从不同角度展示马王堆医学文化的博大精深。

其中，精气神学说作为中医学的重要范畴，其理论的阐释和实践的指导对于理解中医养生文化至关重要。因此，《马王堆精气神学说》一书不仅追溯了精气神概念的源流，更结合现代医学的视角，探讨了其在健康管理、生活方式以及心理健康等领域的应用与发展。《马王堆方剂》则试图挖掘马王堆医书《养生方》《杂禁方》《疗射工毒方》《五十二病方》中的方剂学相关内容，这些古老的药方蕴含了丰富的本草知识与医学智慧，为古人防病治病提供了重要支撑，也为后世医学研究提供了宝贵资料。《马王堆经络与针砭》通过剖析马王堆汉墓出土的医书对于经络及针灸砭术的记载，进而讨论分析马王堆医学对于中医经络学说及针灸技术形成发展中的贡献及其在现代的应用与创新发展。《马王堆导引术》聚焦于古代医学家对人体生命和健康的深刻认识。导引术是一种调理人体阴阳平衡、促进气血畅通的运动养生方法，马王堆医学中对于导引术的记载与实践不仅为我们了解古人的养生之道提供了有效途径，同时也为现代人提供了一种古老而有效的健康运动方式。《马王堆房室养生》重点关注性医学领域，系统总结了马王堆医书中关于房室养生的理论知识，为现代性医学研究提供了历史依据和参考。本书不仅传承了古代房室养生文化，更将促进社会对现代性医学的关注与认识。《马王堆胎产生殖健康》一书深入解读了《胎产书》，挖掘了古代胎产生殖健康方面的知识和经验。本书还结合现代生殖医学理论和技术对这一古老记载进行了探讨，以期为现代生殖医学研究和实践提供借鉴和启示。《马王堆香文化》带领读者走进中国古代香文化的瑰丽世界，从香料的使用到香具的制作，从祭祀到医疗，全面展示了秦汉时期楚地用香的特色和文化特质，为香文化研究提供了宝贵的第一手资料。《马王堆酒疗》研究了马王堆医学中酒疗的精髓，将促进酒疗理论在当代的传承发展和守正创新，本书不仅系统阐述了酒疗学说的内涵以及价值，更科普了酒的相关知识，让公众得以更科学地认识酒与健康的关系。《马王堆食疗》和《马王堆足疗》则系统梳理了马王堆系列医书与文物中与食疗、足疗有关的内容，为深刻理解秦汉生活和古代文化观念增添了更加鲜明生动的资料，也为现代药膳食疗和足疗理论与技术的发展提供了重要理论支持和实践借鉴。

总之，在研究古老的马王堆医学文化的过程中，我们发现了无尽的医学与哲学智慧。完全有理由相信，本套丛书的编纂和出版一定能够重新唤起人们对马王堆医书的广泛关注和深刻认识，古老的马王堆医学文化一定能够焕发出新的生机与活力。同时，我们更希望通过对这一古代医学文化开展深入研究，能够为当代医学理论和实践的发展，尤其是为当代人们的健康生活提供更多有益的启示和借鉴。

在建设中华民族现代文明的征途上，我们迎来了一个风正好扬帆的时代。我和我的团队将坚定文化自信，毅然承担

三

起历史赋予的使命，与各界人士携手合作、共同奋斗，在湖湘这片承载着厚重历史的土地上，共同谱写出健康与幸福的华美乐章！

本套丛书在编撰过程中，得到了国医大师孙光荣的指导，以及湖南省中医药文化研究基地、湖南医药学院马王堆医学研究院、互联网（中西协同）健康服务湖南省工程研究中心、湖南教育电视台、湖南博物院、启迪药业集团股份公司、珠海尚古杏林健康产业投资管理有限公司、湖南省岐黄中医学研究院有限公司、湖南东健药业有限公司、谷医堂（湖南）健康科技有限公司、颐而康健康产业集团股份有限公司、湖南健康堂生物技术集团有限公司、柔嘉药业股份有限公司、国药控股湖南有限公司等单位的大力支持，在此一并感谢。

何清湖

2024 年 5 月

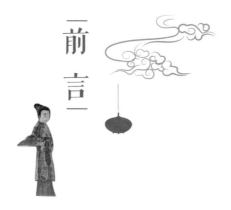

前言

马王堆汉墓出土的医书中详细记载了大量关于房室养生的理论知识，具有深远的历史意义及良好的医学指导价值，值得我们深入挖掘、研究。《让马王堆医学文化活起来丛书·马王堆房室养生》一书的编纂是对马王堆医学中房室养生理论的简要归纳与总结发挥。

本书介绍了我国古代房室养生理论的起源，对马王堆医书《天下至道谈》《合阴阳》《十问》《养生方》《杂疗方》等篇中的房室养生理论进行归纳总结并释义，包括性行为、性方法、性保健、食疗养生等内容，以期为现代性医学研究提供参考依据。通过挖掘与整理古代房室养生相关理论知识，不仅可以发挥古代医学的价值，还有助于提高人民群众对于性医学的关注和重视。同时，马王堆房室养生理论与现代性医学的学科发展联系密切，包括性生理学、性行为学、性心理学、性保健学等现代性医学学科的基本内容在马王堆医书中都有相关记载。此外，随着社会经济的发展，性医学文化和性医学相关产业及产品得到了深入研究与发展，性医学教育和性医学临床也得到了广泛普及与应用。

本书旨在为广大性医学研究人员、性医学工作者、历史学者以及对性医学感兴趣的公众提供一本具有实际参考价值的学术科普著作。通过阅读本书，读者将对古代房室养生及现代性医学知识具有基本的了解与认识。

本书的编写工作由编委会的 17 位编写人员共同完成，具体分工如下：第一章由罗新筠、刘萍编写；第二章由周兴、吴悔、彭阿建、姬孝天、石若冰、邓东方编写；第三章由周青、王能、朱丛旭、林群芳编写；第四章由冯恩敏、王浩宇编写；第五章由李波男、唐雪编写；第六章由宁港编写。在编写过程中，我们经过多次修改和完善，但由于我们的经验和水平有限，书中难免存在疏漏或错误之处。因此，我们诚恳地欢迎各界专家学者对本书进行批评和指正，以便在再版时进一步提升书籍的品质和学术水准。我们希望通过这本书的出版，能够传承和弘扬古代房室养生文化，促进社会对现代性医学的关注与认识，为构建和谐社会贡献一份力量。

周 兴 周 青

2024 年 4 月

目录

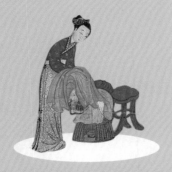

第一篇

理论基础

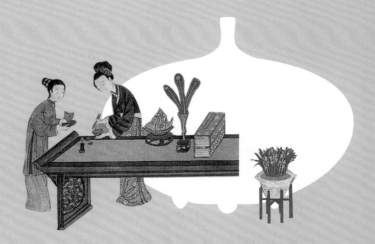

第一章 先秦时期房室养生相关理论

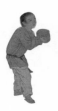

第一节 房室养生理论的萌芽

房室养生是一门研究性心理、生理、病理、性技巧、性保健和性医疗的科学，是我国传统文化的组成部分。

房室养生萌芽于原始社会的生殖崇拜。性交活动是动物繁育后代的原始本能，也是人类的一种自然本能；人类社会的发生、发展、繁衍都是这种本能的结果。人类的性行为有三种功能：一是获取快乐的功能；二是健康的功能；三是生育的功能。

在原始社会，人类族群的兴衰取决于这个族群的生产力，在那个蒙昧的时代，人口就意味着生产力。恩格斯（1820—1895）提出："根据唯物主义观点，历史中的决定性因素，归根结底是直接生活的生产和再生产。但是，生产本身又有两种。一方面是生活资料，即食物、衣服、住房，以及为此所必需的工具的生产；另一方面是人自身的生产，即种的繁衍。"这"两种生产"的文化构成，就是生殖崇拜文化和产食经济文化，生殖崇拜源于远古人类基于为扩大自身的再生产而对人类生殖的严重关切和注重。原始人口生产类型的特点是高出生率、高死亡率、极低的增长率，因此人口问题在原始社会里成了关系到人类社会能否延续的根本大事。生殖崇拜最早体现为母系崇拜，最初人类还不了解女性为什么能够生孩子，于是将生育看作女性单方面的作用而加以无限崇拜。

中国许多母系氏族社会遗址出土的陶器上，都绘有或刻有鱼纹（图1-1）。闻一多曾认为，鱼这一象征起源于鱼的繁殖力最强，并且与原始人类的生殖崇拜、重视种族繁衍息息相关；李泽厚认为仰韶半坡彩陶的鱼纹和含鱼人面蕴含着对氏族子孙长久不绝的祝福。在此基础上，有学者总结出，由于鱼的轮廓，尤其双鱼的轮廓与女阴的轮廓相似，并且鱼腹多子、繁殖力极强，因此鱼纹在生殖崇拜文化中是女性生殖器的象征（图1-2）。半坡人以此象征为源头衍生出生殖崇拜文化，包括原始祭祀礼仪"鱼祭"，相关的原始绘画与造型艺术，以及"象数思维"等原始思维与观念。

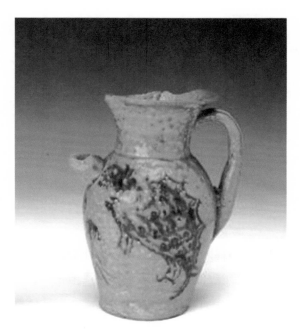

图1-1　鱼纹瓷壶

当人们发现男性在生育中的作用以后，男性在生产和生育中的地位日益加强。尤其当人们知道了生殖与男女生殖器的关系后，生殖崇拜就与生殖器崇拜结合了起来。如甘肃省甘谷灰地儿、陕西省铜川市李家沟等地出土的陶祖（仰韶时期）；出土陶片上的蜥蜴纹、龟纹、蛇纹等纹样。这几种动物的共同特点在于，其头颈部可状男根之形，今日犹将阴茎的前端称为"龟头"。

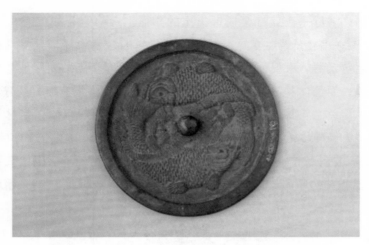

图 1-2　双鱼纹铜镜

原始人类社会生殖崇拜的目的和人类的生存息息相关：一是祈求五谷丰登，狩猎丰收；二是祝愿种族绵延，子孙昌盛。人类因种种原因产生的生殖崇拜现象，这是一种文化现象，动物虽有发情、择偶、交合、生子，但这只是动物的本能，是与生俱来事，在这一点上，人与动物有本质的区别。所以可以认为房室养生萌芽于原始社会的生殖崇拜。

第二节　房室养生理论的兴起

春秋战国时期，随着社会生产力的发展，社会的变革，中国的社会形态由宗族奴隶制向封建制过渡，新的地主势力逐渐抬头，生产力得到一定解放。社会的变革、生产力的发展促使了思想观念的活跃和科学技术的发展，形成了"百家争鸣"的局面。当时，统一的周王朝分裂成许多国家，为"百家争鸣"提供了有利的条件。"百家争鸣"涉及社会生活的方方面面，同样也涉及看待性的问题。如《诗经》中有描写男女情爱的内容，其中描写性爱的作品有五种类型："象征性交""联想性交""暗示性交""隐喻性交""明言性交"（《诗经研究·〈诗经〉的性欲观》）。"象征性交"的作品有《召南·鹊巢》《邶风·风》《郑风·叔于》《郑风·清》《齐风·猗嗟》《秦风·戎》等；"联想性交"的作品有《召南·星》《鄘风·桑中》《王风·车》《卫风·芄兰》《齐风·鸡鸣》《唐风·葛》《陈风·东门之枌》等；"暗示性交"的作品有《召南·野有死麕》《鄘风·桑中》《齐风·载驱》《豳风·九罭》等；"隐喻性交"的作品有《鄘风·蝃（螮）蛛》《齐风·东未明》《邶风·风》《卫风·伯兮》等；"明言性交"的作品有《召南·草》《郑风·野有蔓草》《郑风·溱洧》《齐风·东之》《曹风·候》等。

　　除了民间对性的认识开放外，当时的统治阶级对性的态度也很开放。如齐宣公与孟子谈论时就曾说"寡人有疾，寡人好色"；又如秦宣太后在一次军事会议上主张出兵要对自己有利可图，不然就不会出兵，还以性爱为例，说先王在和她房室的时候，压在她身上的一个点，她就会很疼，整个身体压在她身上，她就不疼了。《孟子·告子上》："食、色，性也。"《礼记·礼运》："饮食男女，人之大欲存焉。"《吕氏春秋·情欲》："天生人而使人有贪有欲，欲有情，情有节，圣人修节以止欲，故不过行其情也。故耳之欲五声，目之欲五色，口之欲五味，情也。此三者，贵贱愚智贤不肖，欲之若一，虽神农、黄帝，其与桀、纣同。圣人之所以异者，得其情也。由贵生动，则得其情矣；不由贵生动，则失其情矣。此二者，死生存亡之本也。"这些都认为"情""欲"来自人天生的本性"情"。但这个"情"要有制度加以节制。人们的嗜欲是一样的，而圣人之所以为圣人，就在于能加强后天修养，使本性处于制度的约束下，从而把握住欲、情的适度。

　　谈到房室养生，就不得不提到道家、道学学派，其在中国古代又被称为黄老之学，它是中国本土的哲学思想，来源于对大自然运行法则的冥想。"黄"就是黄帝，是传说中中原大地部落联盟领袖，被公认为华夏文明的奠基者、创造者，此外，他还被称为世界最古老的性学大师，不少古书都记载他曾和广成子、容成子、彭祖等"十老"，素女、玉女、玄女等"五女"讨论性问题；古代还有黄帝御千二百女而成仙的传说。"老"即是老子，姓李名耳。老子西出函谷关时，留下了一篇道学理论著作《老子》，也即《道德经》，是最早提出房室养生学学术观点的著作。《道德经》第二十五章："人法地，地法天，天法道，道法自然。"第四十二章："道生一，一生二，二生三，三生万物。"《庄子·知北游》："天地有大美而不言，四时有明法而不议，万物有成理而不说。圣人者，原天地之美而达万物之理。"道学主张人是大自然的一部分，并与大自然息息相通。人的日常起居，包括性生活，一定要契合大自然的运行法则，才符合养生之道。

《周易·系辞》中"天地氤氲，万物化醇；男女构精，万物化生"，是说天地间阴阳二气交相感应，孕育万物；男女雌雄交合，生成万物。天是阳，地为阴，天气与地气循环，交感下雨时，万物才得以欣欣向荣，蓬勃发展。所以，雨水是天地交感的表征。而人作为大自然的一部分，要效法天地，阴阳交合之道，以维持性生活，才合乎自然，才能身心健康。现在很多种说法就是由此种思想衍变而来，如称男女交合为"云雨"，云雨就是天地交合。抑或称之为"耕耨"，指的是土地、植物等自然连在一起。

《道德经》第五十五章："含德之厚，比于赤子。蜂虿虺蛇不螫，猛兽不据，攫鸟不搏。骨弱筋柔而握固。未知牝牡之合而朘作，精之至也。终日号而不嗄，和之至也。知和曰常，知常曰明，益生曰祥，心使气曰强。物壮则老，谓之不道，不道早已。"第十章："载营魄抱一，能无离乎？专气致柔，能如婴儿乎？"老子在观察婴儿时发现，婴儿筋骨柔弱拳头却握得很牢固，还不知道男女交合但小生殖器却自动勃起，这是精气充足的缘故。整天号哭，但是喉咙却不会沙哑，这是元气淳和的缘故。精是人体生命本源。精气足则身体强健，精气虚则身体衰败。为什么婴儿如此柔弱却精气如此充足呢？老子认为，婴儿无知无欲，无畏无惧，含元精最充足，所以生命力极强，不知道毒虫会咬他、猛兽会抓他、攫鸟会搏他。善养生者，是所含元精深厚的程度，能比得上初生的婴儿。老子认为能做到平和无欲，就是懂得了生命长存的法则，就叫作智慧精明；贪图性欲就叫作自招灾殃；性欲耗费精气，就叫作硬性消精亡阳。这里就是老子所提出的节欲保精的观点，而这一观点则是中国房室养生理论的宗旨。

这一点在《素女经》里也有所见。黄帝问素女曰："道要不欲失精，宜爱液者也。即欲求子，何可得泻？素女曰：人有强弱，年有老壮，各随其气力，不欲强快，强快即有所损。故男年十五，盛者可一日再施，瘦者可一日一施；年二十岁者，盛者日再施，羸者可一日一施；年三十，盛者可一日一施，劣者二日一施；年四十，盛者三日一施，虚者四日一施；五十，盛者可五日一施，虚者可十日一施；六十，盛者十日一施，虚者二十日一施；七十，盛者可三十日一施，虚者不施。”对泄精次数也有一些提法，素女曰：“人年二十者，四日一泄；三十者，八日一泄；四十者，十六日一泄；五十者，二十日一泄；六十者，闭精勿泄，若体力犹壮者，一月一泄。”这里并没有将泄精、保精这一问题绝对化，而是以年龄和身体强弱为准，虽然男子要惜精如玉，但也要视年龄体质而定，不能绝对化。

在“百家争鸣”时期，思想没有束缚的时期，房室养生理论悄然兴起并发展壮大，蔚为壮观。

第三节　马王堆房室养生理论的启发

一、房室要顺应天地阴阳的发展规律

《道德经》第二十五章：“人法地，地法天，天法道，道法自然。”第四十二章：“道生一，一生二，二生三，三生万物。”《庄子·知北游》："天地有大美而不言，四时有明法而不议，万物有成理而不说。圣人者，原天地之美而达万物之理。”《周易·系辞》："天地氤氲，万物化醇。男女构精，万物化生。”《素问·上古天真论篇》："上古之人，其知道者，法于阴阳，和于术数，食饮有节，起居有常，不妄作劳，故能形与神俱，而尽终其天年，度百岁乃去。”人是大自然的一部分，并与大自然息息相通。人的日常起居包括性生活一定要契合大自然的运行法则，才符合养生之道。

《十问》中的第一问，黄帝问于天师曰：“萬勿（物）何得而行？草木何得而長？日月何得而明？”天师曰：“聖（爾）察天地之請（情），陰陽爲正，萬勿（物）失之而不蘕（繼），得之而贏。食陰摸陽，稽於神明。”这一段的意思是，黄帝问天师：“万物为什么能运行变化？草木为什么能生长？日月为什么能发光？”天师回答说：“你仔细察看天地间万物生长变化的情形，都是以阴阳变化的规律为准则，万物如果违背阴阳变化的规律就不能生存和繁衍，而遵循它就能兴旺荣发。”再如第四问，黄帝问容成那段，容成答曰：“君若欲壽，則順察天地之道。天氣月盡月盈，故能長生。地氣歲有寒暑，險易相取，故地久而不腐。君必察天地之請

（情），而行之以身。有徵可智（知），間雖聖人，非其所能，唯道者智（知）之。天地之至精，生於無徵，長於無刑（形），成於無腢（體），得者壽長，失者夭死。故善治氣搏（搏）精者，以無徵爲積，精神泉益（溢），翕甘潞（露）以爲積，飲榣（瑶）泉靈尊以爲經，去惡好俗，神乃溜刑。"这段话的意思是，如果想要长寿，就要顺察天地发展的自然变化规律。天气变化如月亮有圆有缺，所以能长生。地气的变化有寒暑之分、地势高低不平而相辅相成，所以大地能久而不朽。一定要了解天地变化的规律，并亲身体验。如果有征兆可知，即使是圣人也不一定能弄得明白，只有知晓自然规律的人才能掌握。天地是最精美之物，都是自然发生没有征兆的，它生长时没有一定的形状，长成后也没有固定的体态，按规律办的就能长寿，不按规律办的就夭死。所以善于治气和聚精的人，都是在没有征兆的情况下自然地蓄积，使精神健旺有如泉水涌溢，经常饮用清泉和美酒，去恶好善，形体才能显得十分有精神。故而房室也需顺应自然规律变化。性生活是人正常生活所必需的，是自然规律，阴阳不交，反而会导致疾病发生，这也是我们现代性科学所倡导的。

二、注重节欲保精

老庄之学以及《素女经》中均提及保精的观念，这对马王堆医书也有重要影响。如《天下至道谈》里黄帝问于左神曰："陰陽九激（竅）十二節俱産而獨先死，何也？"左神曰："力事弗使，哀樂弗以，飲食弗右，其居甚陰而不見陽，萃（猝）而暴用，不寺（待）其莊（壯），不刃（忍）兩熱，是故亟傷。諱其名，匿其醴（體），至多暴事而毋（無）禮，是故與身俱生而獨先死。"这段对话的意思是，黄帝向左神问道："生殖器官与人体的九窍、十二节等器官同时产生，但生殖器官最先衰萎，这是什么原因呢？"左神回答说："劳力的事情不使用生殖器，喜怒哀乐的事也不用它操劳，吃饭喝水也不用它来帮助。它隐藏在人体下部而不外露，急促频繁地使用它于房室生活，不待它发育成熟就滥用于行房，它忍受不了两性交媾的灼热，因此它受到严重伤害。人们讳言阴器的名称，让它隐藏在人体下部而不外露，如果滥用于两性交媾而无节制，就要造成损伤了。因此，这就是它与人的身体诸器官同时产生，而其功能最先衰萎的原因。"

《天下至道谈》里还提到："蟘（蹱）以玉閉，可以壹遷（仙）。壹蟘（動）耳目葱（聰）明，再蟘（動）聲音章，三蟘（動）皮革光，四蟘（動）脊骨强，五蟘（動）尻脾（髀）方，六蟘（動）水道行，七蟘（動）致（志）堅以强，八蟘（動）志驕以陽（揚），九蟘（動）順彼天蓋（英），十蟘（動）産神明。"这里是说注意闭精勿泄，就可以得到仙家长生久视之道。交媾一个回合不泄精就会耳聪目明，交媾两个回合不泄精就会音声洪亮，三个回合会使皮肤润泽光亮，四个回合会使脊骨坚强，五个回合会使臀部和大腿结实丰满，六个回合会使尿道通畅，七个回合会使意志坚强，八个回合会意志昂扬，九个回合会寿同天地长，如果交媾十个回合还能不泄精，则神养智益，通于天地阴阳。

《十问》中黄帝问曹熬中提及："長生之稽，偵用玉閉，玉閉時辟，神明來積。積必見章，玉閉堅精，必使玉泉毋頃（傾），則百疾弗嬰，故能長生。桵（接）陰之道，必心塞葆。刑（形）氣相葆，故曰：壹至勿星，耳目葱（聰）明；再至勿星，音氣高陽（揚）；三至勿星，被（皮）革有光；四至勿星，脊胅不陽（傷）；五至勿星，尻脾（髖）能方；六至勿星，百脈通行；七至勿星，冬（終）身失（无）央（殃）；八至勿星，可以壽長；九至勿星，通於神明。"这段是说延长生命的办法，在于探求玉茎闭而不泻精液。玉茎闭而不泻精液，又善于密守它，则精气就一定会来积聚，精气积聚必然会显示出显著的效果。因为玉茎闭而不泻，坚守精室，一定会使精液不随意泄出，那么各种疾病都不会来缠身，因此能够延长寿命。两性交媾的原则，一定要心志安宁，形神相安，身心俱泰，因此说，交媾第一个回合能不泻精，可使耳目聪明；第二个回合不泻精可使声音洪亮高扬；第三个回合不泻精，将会使皮肤鲜亮有光泽；第四个回合不泻精可使脊柱、臂肘关节不被损伤；第五个回合不泻精，则臀部、大腿可丰满壮实；第六个回合不泻精可使全身经脉通畅，第七个回合不泻精可使终生无殃；第八个回合不泻精可以延长寿命；第九个回合不泻精将会进入神明的境界。从上面的几种论述不难看出，节欲保精也是房室养生的一个重要组成部分。

三、重视房室健康

房室在古代与养生、长寿紧密相连，如《素女经》中黄帝曰："夫阴阳交接，节度为之奈何？"素女曰："交接之道，故有形状，男致不衰，女除百病，心意娱乐，气力强。然不知行者，渐以衰损。欲知其道，在于定气、安心、和志。三气皆至，神明统归，不寒不热，不饥不饱，宁身定体，性必舒迟，浅内徐动，出入欲希。女快意，男盛不衰，以此为节。"《素女经》认为男女交接之道以保持和增进男女双方的健康为基本准则。男女交合如何有益于健康呢？《天下至道谈》里提出了著名的"七损八益"，也即"氣有八益，有（又）有七孫（損）。不能用八益，去七孫（損），則行年卌而陰氣自半也，五十而起居衰，六十而耳目不葱（聰）明，七十下枯上涗（脫），陰氣不用，湶泣留（流）出。令之復壯有道，去七孫（損）以振其病，用八益以貳其氣，是故老者復壯，壯（者）不衰。君子居处（處）安樂，飲食次（恣）欲，皮奏（腠）曼密，氣血充贏，身體輕利。疾使内，不能道，產病出汗喘（喘）息，中煩氣亂；弗能治，產内熱；飲藥約（灼）灸以致其氣，服司以輔其外，強用之，不能道，產痤穜（腫）囊；氣血充贏，九竅（竅）不道，上下不用，產痤睢（疽），故善用八益、去七孫（損），五病者不作"。

八益：一曰治氣，二曰致沫，三曰智（知）時，四曰畜氣，五曰和沫，六曰竊氣，七曰寺（待）贏，八曰定頃（傾）。七孫（損）：一曰閉，二曰泄，三曰渴（竭），四曰勿，五曰煩，六曰絕，七曰費。房室时避免七损，注重八益，才能有益身体健康。

第二章　马王堆房室养生理论和释义

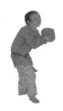

第一节　马王堆房室养生基本原则

马王堆汉墓出土古医书《养生方》《杂疗方》《十问》《合阴阳》《天下至道谈》等中记载了大量关于房室养生的内容，为性医学的溯源提供了更为久远的可考文献资料。其中有部分篇幅论述了养生的理论与方法，提出了以精、气、神为基础，通过聚精、养气、存神而达"寿参日月"。（图2-1）

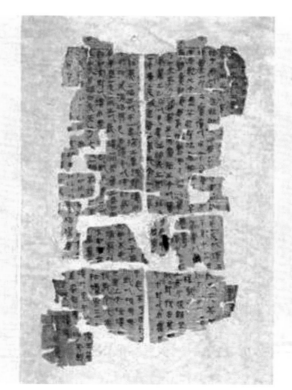

图2-1　马王堆帛书——《养生方》

一、聚精

"凡彼治身，務在積精。"（《天下至道谈》）"纍进（世）安樂長壽，長壽生於蓄積。""以精爲充，故能久長。"（《十问》）就是说凡调养身体，都必须积蓄精气，只有精气充满才能长生久视。如若过于耗泄阴精，则会经脉郁闭痿废，损身折命，即"坡（彼）生有央（殃），必亓（其）陰精扁（漏）泄，百脈宛（菀）廢"（《十问》）。明确提出养生必须聚精、蓄精，勿使阴精漏泄。

（一）食养生精

安生之本，必资于食，最有益于身体健康的莫过于饮食，故《天下至道谈》云："人産而所不學者二，一曰息，二曰食。非此二者，無非學與服。故貳生者食也。"《十问》开篇也提出："食陰模陽，稽於神明。"通过服食滋阴之品养阴扶阳，就可通达于神明。以下是马王堆医书中有关食养生精的记载：

1. 柏实、牛羊乳　"君必食陰以爲當（常），助以柏實盛良，飲走獸泉英，可以却老復壯，曼澤有光。"（《十问》）常食滋阴之品，加上柏实（《神农本草经》载柏实：久服令人悦泽美色，耳目聪明，不饥不老，轻身延年）、牛羊乳，可返老复壮，使肌肤细腻润泽有光。

2. 毒韭　"子澤（繹）之，卧時食何氏（是）有？""淳酒毒韭""草千歲者唯韭，故因而命之。亓（其）受天氣也蚤（早），亓（其）受地氣也葆，故聶（懾）辟憼肰（怯）者，食之恒張；目不蔡（察）者，食之恒明；耳不聞者，食之恒蔥（聰）；春三月食之，苟（痾）疾不昌，筋骨益强，此胃（謂）百草之王。"（《十问》）毒韭（《说文》：毒，厚也。害人之草，往往而生），即厚腴的韭菜。其受天地之气，睡觉前食用，可使心志舒张，眼睛明亮，听觉灵敏，疾病不生，筋骨强健。

3. 醇酒　"酒者，五穀之精氣也，亓（其）人（入）中散溜（流），亓（其）人（入）理也徹而周，不胥卧而九（究）理，故以爲百藥緜（由）。"（《十问》）酒由五谷精气凝聚而成，能通行周身，助行药力。

4. 鸡蛋　"夫鷄者，陽獸也，發明聲蔥（聰），信（伸）頭羽張者也。復陰三月，與韭俱徹，故道者食之。"（《十问》）鸡属于动物中的阳类，可以改善人的视力、听力，以鸡蛋与韭菜配合食用，有补阴通阳之效。

对于饮食方法，马王堆医书中也有严格的要求，如"於味也移"，即饮食口味要多样化，不能偏食。因为美酒佳肴，五味之食，各有其功效（"酒食五味，以志治氣"），只有这样才能达到"目明耳蔥（聰）、被（皮）革有光，百脈充盈，陰乃□生，繇（由）使則可以久立，可以遠行，故能壽長"（《十问》）。

（二）**房中守精**

房室养生是马王堆医书中的一个重要部分，《十问》《合阴阳》《天下至道谈》中都有许多关于积聚阴精的认识。《十问》："人氣莫如竣（朘）精。"就是说男阴之精是最重要的。"是以聖人合男女必有則也。"（《天下至道谈》）因此，我们在性生活中就应该遵循一定的原则与法度。主要包括：

1. 节欲 "陰陽九竅（竅）十二節俱产而獨先死，何也……至多暴事而毋（無）禮，是故與身俱生而獨先死。"（《天下至道谈》）男阴与身体其他器官同时产生，功能却最先衰萎，主要是由于性生活太频繁而无节制。因此要做到"必愛而喜之，教而謀之，飲而食之，使其題禎堅强而緩事之。"（《十问》）爱护它，掌握一定的性科学知识，用食物滋补它，节制房室，这样才能使男阴变得更为坚强。

2. 固精少泻 "於（嗚）虖（呼）讜（慎）才（哉），神明之事，在於所閉。審操玉閉，神明將至。"（《天下至道谈》）性生活关键在于闭精少泻，若能持守闭精之道，精神元气就会到来。但我们也应当认识到"闭精"并不是完全的不泄精，正确的理解当如《十问》所云："精盈必写（泻），精出必补。"

3. 七损八益 是指在性生活中，有七种做法对人体精气有损害作用，即"一曰閉，二曰泄，三曰渴（竭），四曰勿，五曰煩，六曰絕，七曰費"（《天下至道谈》）。也有八种做法对人体精气有补益作用，包括："一曰治氣，二曰致沫，三曰智（知）時，四曰畜氣，五曰和沫，六曰竊氣，七曰寺（待）贏，八曰定頃（傾）。"如果不能运用八益，除去七损，"則行年冊而阴气自半也，五十而起居衰，六十而耳目不蔥（聰）明，七十下枯上涗（脱），陰氣不用，澡泣留（流）出。"（《天下至道谈》）

4. 不先女人 "人人有善者，不失女人……如已不已，女乃大台（怡）……（娛）樂之要，務在居（遲）久。句（苟）能遲久，女乃大喜。"（《天下至道谈》）善行房室者，绝不会在女子产生性冲动之前进行交合，这样才能使性生活舒缓持久，女子倍加欢喜。因此，《合阴阳》《天下至道谈》提出了在性生活中做到不先女人的具体技巧与方法，如五欲、十动、十莭（节）、十脩（修）、八动、十已之徵（征）等。

5. 药食养精 "與竣（朘）飲食，飲食完竣（朘），如養赤子。"（《十问》）告诉我们应像哺乳婴儿一样给男阴以饮食滋养，如用春雀卵、才开鸣的雄鸡等，即"桵（接）陰將衆，鯸（繼）以蜚蟲，春爵（爵）員駵，興坡（彼）鳴雄，鳴雄有精，誠能服此，玉筴（策）復生"。《养生方》中也有治疗阳痿方，如老不起、不起等；壮阳方，如麦卵等；补益方，如轻身益力、除中益气等，这些都有益于阴精的积聚。

二、养气

马王堆医书中有许多关于养气的理论，如《十问》中谈及的曹傲（第三问）、舜（第五问）、耆老（第七问）、师癸（第八问）等的接阴、养气之法，还提到具体方法与禁忌，"善治氣者，使宿氣夜散，新氣朝最，以徹九徹（窮），而實六府。食氣有禁，春辟（避）濁陽，夏辟（避）湯風，秋辟（避）霜瀞（霧），冬辟（避）凌陰，必去四咎，乃椊（深）息以爲壽"（《十问》）笔者认为，最重要的是明确了养气与聚精之间的辩证关系："治氣有經，務在積精。""翕氣之道，必致之末，精生而不厥。"即积精是养气的基础，养气有利于精生。

（一）导引行气

导引行气之法，首载于帛画《导引图》，开创了气功导引养生先河。书中绘有44个不同姿态的男女，配以标题。其中大都是徒手运动，如通过上下肢、头、腰的姿势变换，也有少数是利用器械，如盘、球、棍杖、袋等辅助运动，以及呼吸运动等。通过肢体运动、呼吸运动、意念活动的结合，使人体气血疏通，到达治疗某些疾病的目的，如烦、引颓、引聋、引膝痛、引胠积、引温病等；或保健养生的目的，如龙登、鹞背、鸟伸、熊经等。

（二）寒头暖足护气

"寒头暖足"首载于《脉法》：（"氣殹（也）者，到下一□□□□□□□□□焉。聽（聖）人寒頭而煖足。"）就是说阳气的运行常常有利于人体上部而有害于下部，因为它秉性追随温暖，远离清凉，所以圣人养生治病都采用使头部清凉，足部暖和的方法，用以保护阳气。经后世医家发挥而成为一条重要的养生原则。

（三）却谷食气

马王堆医书中有《却谷食气》专篇，主要记载的是有关服食养气的方法，如"去（却）穀者食石韋，朔日食質，日駕（加）一節，旬五而（止）；（旬）六始鋭，日□（一）節，至晦而復質，與月進退"。介绍了石韦的服食养气方法。还有呼吸养气，如"食□者爲昫（呴）炊（吹），則以始臥與始興。凡昫（呴）中息而炊（吹）"。以及四时的食气宜忌，"春食一去濁陽，和以（鋭）光、朝暇（霞），（昏清）可。夏食一去湯風……秋食一去□□……冬食一去凌陰……"（图2-2）

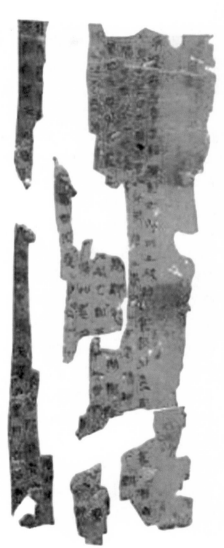

（四）劳逸养气

导引、呼吸吐纳、服食之法皆属于运动养生范畴，即《十问》所云："非事也，無以動亓（其）四支（肢）而移去其疾。"通过四肢的运动可以去除疾病。马王堆医书中也同样强调休息的重要性，如要适当的使头脑放松，"於腦也施"；重视睡眠的作用，"子之長臥何邪?""夫臥，

图2-2　马王堆帛书——《却谷食气》

非徒生民之事也。擧鳧雁、蕭（鷫）相（鷞）、蚖檀（蟺）、魚鱉（鼈）、奠（蝡）動之徒，胥食而生者也；食者，胥卧而成者也。夫卧，使食靡宵（消），散藥以流刑者也"（《十问》）。因为睡眠是所有生物所必需的事，通过睡眠有利于食物的消化吸收；若是睡眠不好、休息不好会导致"食不化"等。

三、存神

《十问》第一问记载了天师服食神气的方法，第三问、第七问、第八问也有关于存神的记录，如通过固精勿泻之法或呼吸之法积聚神气，即"長生之稽，偵用玉閉，玉閉時辟，神明來積。"；"將欲壽神，必以奏（腠）理息"。还明确了聚精、养气与存神之间的关系，"故善治氣榑（搏）精者，以無徵爲積，精神泉益（溢），翕甘潞（露）以爲積，飲摇（瑶）泉靈尊以爲經，去惡好俗，神乃溜刑。"就是说若善于养气、聚精，神气就会泉源而不竭。

（一）顺察天地之道

《十问》首先讨论了万物与阴阳的关系，"壐（爾）察天地之請（情），陰陽爲正，萬勿（物）失之而不豎（繼），得之而贏"。提出天地万物的变化都是以阴阳为准则。而人作为万物之一，要想养生长寿也必须遵循阴阳规律，故曰："君若欲壽，則順察天地之道。天氣月盡月盈，故能長生。地氣歲有寒暑，險易相取，故地久而不腐。君必察天地之請（情），而行之以身。有徵可智（知），間雖聖人，非其所能，惟道者智（知）之。天地之至精，生於無徵，長於無刑（形），成於無膿（體），得者壽長，失者夭死。"并以巫成招"长生不死"为例，曰"巫成招以四時爲輔，天地爲經，巫成招與陰陽皆生"。进一步说明顺察天地之道对于存神的重要性。

（二）神形相安

存神的另一个重要方面就是要做到神形相安，也可以说是"魂魄安形"，即《十问》所云："云云（魂）柏（魄）安刑（形），故能長生。""神和内得，云（魂）柏（魄）皇□，五臧（藏）蛞白，玉色重光，壽參日月，爲天地英。"只有神志相合，魂魄内守，五脏精气凝聚，方可寿比日月。

（三）喜怒制神

若是喜怒无常，就很容易损伤神气，如《十问》所云："喜怒不時，不明大道，生氣去之。"如能谨慎控制着心志、精神，就将长生久视，即"心製（制）死生，孰爲之敗？慎守勿失，長生虆迣（世）。"（《十问》）

第二节　《天下至道谈》篇房室养生理论和释义

医书竹简《天下至道谈》为西汉时期的文物，长 28.3 厘米，宽约 0.6 厘米，1973 年出土于长沙马王堆三号汉墓。现收藏于湖南博物院，竹简《天下至道谈》和木简《杂禁方》合为一卷，《天下至道谈》在内，《杂禁方》在外。由于竹简中有"天下至道谈"五个字，故帛书整理小组用作此部分竹简的名称。所谓"天下至道谈"，意谓论述天下最高深的理论，实际上是谈论房室养生之道。本书内容丰富，有极高的文献价值和学术价值。《黄帝内经》有"七损八益"问题，后人对此认识不一，甚至以讹传讹。而本书的出土，其中对"七损八益"的具体描述，则使千古之疑得以冰释，千古误训得以纠正。（图 2-3）

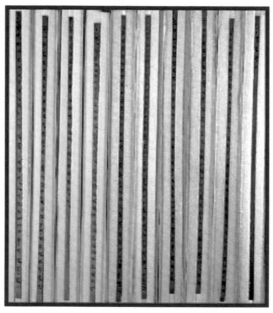

图 2-3　马王堆帛书——《天下至道谈》

　　黄帝問於左神曰："陰陽九竅（竅）十二節俱産而獨先死，何也？"左神曰："力事弗使，哀樂弗以，飲食弗右，其居甚陰而不見陽，萃（猝）而暴用，不寺（待）其莊（壯），不刃（忍）兩熱，是故亟傷。諱其名，匿其醴（體），至多暴事而毋（無）禮，是故與身俱生而獨先死。"

【释义】

　　黄帝向左神问道："生殖器官与人体的九窍、十二节等器官同时产生，但生殖器官却最先衰萎，这是什么原因呢？"左神回答说："劳力的事情不使用生殖器，喜怒哀乐的事也不用它操劳，吃饭喝水也不用它来相助。它隐藏在人体下部而不外露，急促频繁地使用它用于房室生活，不待它发育成熟就滥用于行房，它忍受不了两性交媾的灼热，因此它受到严重伤害。人们讳言阴器的名称，让它隐藏在人体下部而不外露，如果滥用于两性交媾而无节制，就要造成损伤了。这就是它与人的身体诸器官同时产生，而其功能最先萎败的原因。"

　　本条重点阐述了性器官与人体脏腑官窍同时产生而功能最先萎败的原因——"暴事而无礼"，暴事，意谓滥用；礼，即节制或约束，指出适度禁欲，避免过度房室生活是避免性器官功能过早衰竭的重要举措。

　　怒而而不大者，肌不至也；大而不堅者，筋不至也；堅而不熱者，氣不至也。肌不至而用則遝，氣不至而用則避，三者皆至，此胃（謂）三脂（詣）。

【释义】

　　阴茎勃起而不大，是因为机体气血未能流注于阴部肌肤；阴茎勃起虽大但不坚硬，是因为气血未能流注于阴部筋脉；阴茎虽坚硬而不温热，是因为阳神之气未能流注于阴茎。气血未流注于阴部肌肤，交合就会发生阳痿；神气不至，交合也不能进行。三气全能行至，叫作三至。三气皆至，才是交合适宜的时机。

　　本条从生理上对阴茎"怒而不大""大而不坚""坚而不热"的原因进行详尽的阐述，指出"肌""筋""气"三者皆至才是两性交媾最恰当的时机。

　　如水沫淫，如春秋氣，往者弗見，不得其功，来者弗堵（覩），吾鄉（饗）其賛。於（鳴）虖（呼）謓（慎）才（哉），神明之事，在於所閉。審操玉閉，神明將至。凡彼治身，務在積精。精赢（贏）必舍，精夬（缺）必布（補），布（補）舍之時，精夬（缺）爲之。爲之合坐，闕（髖）尻畀（鼻）口，各當其時，物（忽）往物（忽）来，至精將失，吾奚以止之？虖（虛）實有常，謓（慎）用勿忘，勿困勿窮，筋骨淩强，噇（踵）以玉泉，食以粉（芬）放（芳），微出微入，侍（待）盈是常，三和氣至，堅勁以强。將欲治之，必害其言。噇（踵）以玉閉，可以壹遷（仙）。壹噇（動）耳目蔥（聰）明，再聲音章，三噇（動）皮革光，四噇（動）脊骨强，五噇尻脾（髀）方，六噇（動）水道行，七噇（動）致（志）堅以强，八噇（動）志驕以陽（揚），九噇（動）順彼天蓋（英），十噇（動）産神明。

【释义】

房中之道像水一样幽深暗昧，隐秘奥妙，像春秋的中和之气，其妙难言。但如果对事物的发展变化规律不加以考察研究，人们就不能得到它的功益。（只有考察到事物的规律）我们才能享受到它的馈赠。唉呀，要谨慎啊！那神秘的房中之事，关键在于闭精勿泄。诚然能持守闭精之道，则精神元气就会来到。凡是那种房室养生的事情，一定要在积精上下功夫。精气充满就一定要泄泻，精气亏损就一定要补益。补益精气的时候，精气未至而进行房室补益。进行房室补益是男女合坐，大腿和臀部靠近，鼻口相对，双方都要在适当的时候进行交合，如果往来不定，没有规律，真精将要耗失，我怎么能够止住它呢？气血的虚实是有其规律的，一定要慎重行房，这不可忘记。不困穷于房室，筋骨就会坚强，再吞服口中津液，呼吸新鲜空气。呼吸吐纳要微出微入，保持旺盛的精力。等到三和之气来临，身体就健壮刚强。欲行房室，一定审慎地思考十动之说，然后注意闭精勿泄，就可以得长生久视之道了。交媾一个回合不泄精就会耳聪目明，两个回合就会声音洪亮，三个回合会使皮肤润泽光亮，四个回合会使脊骨坚强，五个回合会使臀部和大腿结实丰满，六个回合会使尿道通畅，七个回合会使意志坚强，八个回合会意志昂扬，九个回合会寿同天地长，十个回合则神养智益、通于天地阴阳。

　　本条为《天下至道谈》一章的总论，这里提出了古代房室养生学一个重要问题——"呜呼慎哉，神明之事，在于玉闭。审操玉闭，神明将至"，也就是要慎于房室，节制性欲，爱精泄气，不滥施泄。这是我国古代房室养生学的根本观点，也是古代贤哲之士研究房室养生术的基本出发点，这与那些纵欲诲淫之辈是截然不同的。我国古代房室养生术的精华，为什么有那么强大的生命力？为什么百禁而不灭？就在于它是为人类的养生保健服务而与纵欲诲淫根本对立。文中所论三个问题——慎于房室，究其功益，积精守气，审视十动，无一离开养生保健之宗旨。

　　　　"氣有八益，有（又）有七孫（損）。不能用八益去七孫（損），則行年卅而陰氣自半也，五十而起居衰，六十而耳目不蔥（聰）明，七十下枯上涗（脫），陰氣不用，渜泣留（流）出。令之復壯有道，去七孫（損）以振其病，用八益以貳其氣，是故老者復壯，壯（者）不衰。君子居处（處）安樂，飲食次（恣）欲，皮奏（腠）曼密，氣血充贏，身體輕利。疾使內，不能道，產病出汗耑（喘）息，中煩氣亂；弗能治，產內熱；飲藥約（灼）灸以致其氣，服司以輔其外，強用之，不能道，產痤種（腫）橐；氣血充贏，九竅（竅）不道，上下不用，產痤疽（疽），故善用八益、去七孫（損），五病者不作"。

　　　　八益：一曰治氣，二曰致沫，三曰智（知）時，四曰畜氣，五曰和沫，六曰竊氣，七曰寺（待）贏，八曰定頃（傾）。七孫（損）：一曰閉，二曰泄，三曰渴（竭），四曰勿，五曰煩，六曰絕，七曰費。

【释义】

人气精气有"八益"和"七损"之分，不能利用"八益"而去除

"七损"的话，人到四十岁就会生理机能衰退，五十岁则起居失调，六十岁则耳目不聪明，七十岁则下体开始干枯，上体虚脱，机能丧失，眼泪鼻涕流出，可以用除去"七损"来救治疾病的办法来使人恢复健康，用"八益"的办法来补益精气。平时知道修养的人，生活安定而快乐，食欲旺盛，使肌肤腠理致密，气血充足，身体轻巧便利，如果行房时过快，使精气不循常道，就会生病，出现出汗、喘息、烦闷、意识错乱、若不及时治疗，就会产生内热，如果服药或用火法来调理精气，只能辅助外力，此时强行行房，精气仍会不畅通，出现痤疮、阴肿等疾病；气血充足但九窍不通，同亲会产生痤疮，痈肿之类的疾病。所谓八益就是：一是调养精气、二是产生津液，三是知道行房时机，四是养精蓄气，五是调和阴液，六是积养精气，七是保持气血充盈，八是防止阳痿。所谓七损就是：一是精气闭郁，二是精气溢泄，三是精气耗竭，四是不举，五是烦乱不安，六是强行行房如同陷入绝境，七是行房快速、耗费精气。

《天下至道谈》详细论述了房室生活中的"八益"与"七损"，强调通过运用八种益精之法并避免七种损精之害，可以保持身体健壮，延缓衰老，预防疾病。八益包括调治精气、产生津液、掌握适宜时机等，而七损则涉及精道闭塞、精气早泄、精气短竭等。我们可通过遵"八益"，戒"七损"，享受健康和谐的房室生活。

> 治八益：旦起起坐，直脊，开尻，翕州，印（抑）下之，曰治气；饮食，垂尻，直脊，翕周（州），通气焉，曰致沫；先戏两乐，交欲为之，曰智（知）时；为而耎脊，翕周（州），印（抑）下之，曰蓄气；为而物（勿）亟勿数，出入和治，曰和沫；出卧，令人起之，怒择（释）之，曰积气；几已，内脊，毋疃（动），翕气，印（抑）下之，静身须之，曰侍（待）赢；已而洒之，怒而舍之，曰定顷（倾）。此胃（谓）八益。

> 七孙（损）：为之而疾痛，曰内闭；为之出汗，曰外泄；为之不已，曰褐（竭）；秦（臻）欲之而不能，曰带；为之揣（喘）息中乱，曰烦；弗欲强之，曰绝；为之秦（臻）

疾，日費。此謂七孫（損）。故善用八益，去七孫（損），
耳目蔥（聰）明，身膿（體）輕利，陰氣益強，延年益壽，
居處樂長。

【释义】

修炼八益：早晨起床打坐，伸直脊背，放松臀部，提肛导气，运气下
行，这叫治气；漱咽口中津液，垂直臀部，端坐运气，竖直脊背，提肛导
气，使气通至前阴，这叫致沫；交合前，男女双方先互相嬉戏，等到彼此
情和意感，相互都产生了强烈的性欲时才能交合，这就叫知时；交合时放
松脊背，提肛敛气，导气下行，这叫蓄气；交合时不要急躁，不要图快，
阴茎抽送出入轻松柔和，这叫和沫；卧交精液泄出，让人坐起，在阴茎尚
能勃起时就停止交媾，这叫积气；房室接近结束，纳气运行于脊背，不再
抽动，要吸气，导气下行，身体静静地待着，这叫保持精气盈满；房室结
束时将余精洒尽，清洗阴部，在阴茎尚能勃起之时就抽去，这叫定倾。这
些，就叫八益。

所谓七损：交合时男子阴茎疼痛或女子阴户疼痛，这叫内闭；交合时
大汗淋漓不止，这叫阳气外泄；行房没有节制，耗绝精气，这叫竭；到想
要交合的时候，却因阳痿而不能进行，这叫带；交合时心慌意乱、呼吸喘
促，这叫烦；女方没有性欲，男方强欲交媾，汗泄气少，心热目冥，如陷
入绝境，这叫绝；交合过于急速，既不愉悦情志，于身又无补益，徒然浪
费精力，这叫费。以上这些就叫七损。因此，善于运用八益去七损的人，
就能耳目聪明，身体轻快便利，生理功能日益增强，必定能够延年益寿，
生活幸福美满，安定快乐的日子天长地久。

《天下至道谈》详细描述了房室生活中的"八益"与"七损"，为人
们的健康生活提供了宝贵的指导。八益，即治气、致沫、知时、蓄气、和
沫、积气、待赢和定倾，这些做法旨在调和阴阳，蓄养精气，使人们在房
室生活中达到身心和谐的状态。而"七损"，包括内闭、外泄、竭、带、
烦、绝和费，则是房室生活中应避免的七种有损身心健康的做法。通过遵
循"八益"，人们可以保持耳目聪明，身体轻便灵活，生理功能日益强
健，从而延年益寿，享受幸福美满的生活。而避免七损，则是保护身心
健康的重要一环。房室生活虽可愉悦情志，但若不加以节制，则可能适

得其反，甚至引发疾病。通过正确运用"八益"，避免"七损"，人们可以在房室生活中找到健康与快乐的平衡，实现身心和谐、延年益寿的美好愿望。

> 人产而所不学者二，一曰息，二曰食。非此二者，无非学与服。故贰生者食也，孙（损）生者色也，是以圣人合男女必有则也。

【释义】

人生下来以后，用不着学习就会的事情只有两件，一件是呼吸，一件是饮食。除了这两件事以外，没有哪件事不是要通过学习和实践才会的。所以，有益于人体健康的是饮食，而损伤年寿的是贪图色欲。因此，懂得养生之道的人，对待两性生活必定是遵循其原则和法度的。

本条既是对上述内容所作的原则性的小结，即对两性生活要用八益、去七损；又是提起下文的引语，即提示读者，下文将要介绍两性交合的一些具体方法和原则。

> 一曰虎流；二曰蝉付（附），思外；三曰尺捋（蠖）；四曰囷（麇）暴；五曰黄（蝗）柘（磔），息内；六曰爰（猨）居，思外；七曰瞻（詹）诸；八曰兔务（鹜）；九曰青（蜻）灵（蛉），思外；十曰鱼族（嘬）。此谓十执（势）。

> 一曰致气，二曰定味，三曰治节，四曰劳（劳）实，五曰必时，六曰通才，七曰微幢（动），八曰侍（待）盈，九曰齐生，十曰息刑（形），此谓十脩。

> 一曰高之，二曰下之，三曰左之，四曰右之，五曰罙（深）之，六曰浅之，七曰疾之，八曰徐之，此谓八道。

> 十脩暨（既）备，十执（势）豫陈，八道杂，椄（接）刑（形）以昏。汗不及走，遂气血门，翁因（咽）摇（摇）前，通辰（脉）利筋。乃祭（察）八幢（动），观气所存，乃智（知）五音，孰后孰先。

【释义】

一是模仿老虎行走或腾跃；二是模仿蝉附，吸引外气；三是模仿尺蠖屈伸前行；四是模仿獐鹿角触上举；五是模仿蝗虫或凤凰展翅，引气于内，静守内气；六是模仿猿猴攀缘蹲踞，吸引外气；七是模仿蟾蜍吸气或跳跃；八是模仿兔子奔跑；九是模仿蜻蛉飞翔，吸引外气；十是模仿鱼逐钓饵。这些就是房中气功导引或男女交合的十大姿势，叫十势。一是导气；二是含服口中津液；三是调治茎节；四是抚摩阴蒂；五是必定要选择适宜的交合时机；六是交合开始；七是抽送动作轻缓细柔；八是等待精气盈满；九是吸气养生；十是暂停抽送，行深呼吸镇守精气。这些叫十修。

一是高一点；二是低一点；三是靠阴道左边摩擦；四是靠阴道右边摩擦；五是深入；六是浅入；七是抽送动作快一点；八是抽送动作慢一点。这些叫八道。十修已言齐备，十势豫列其中，八道夹陈其内，交合在夜晚进行。汗流不止，气血流往阴部，屏住呼吸摇动前阴，能使筋脉通畅。然后观察八动的反应，精气留存的情况，并要听察女子发出的五种叹息声，以决定房室是提前结束还是延迟结束。

本条所列举十势、十修、八道，是有关房室生活中动作技术的描写，旨在使房室生活有益于身心健康，保健益寿。其中关于仿生动作的描写，反映出古人对房室养生之事观察研究得深入细微。

八噋（動）：一曰接手，二曰信（伸）紲（肘），三曰平甬（踊），四曰直踵，五曰交股，六曰振铜（動），七曰廁（側）枸（鉤），八曰上暴（鉤）。

五言（音）：一曰候（喉）息，二曰喘（喘）息，三曰纍哀，四曰疢（吙），五曰齕（齧）。審蔡（察）五言（音），以智（知）其心；審祭（察）八噋（動），以智（知）其所樂所通。接手者，欲腹之傅；信（伸）紲（肘）者，欲上之麻（摩）且據（距）也；廁（側）枸（鉤）者，旁欲麻（摩）也；交股者，刺大（太）過也；直踵者，罙（深）不及；上暴（鉤）者，不下級（及）心也；平甬（踊）者，欲淺；振铜（動）者，至善也。此謂八觀。

氣上面熱，徐呴（呴）；乳堅鼻汗，徐葆（抱）；舌薄而滑，徐傅；下夕（液）股濕，徐操；益（嗌）乾因（咽）唾，徐揻（撼）。此謂五徵（徵），此謂五欲，徵（徵）備乃上。

怒而不大者，膚不至也；大而不堅者，筋不至也；堅而不熱者，氣不至也。三至乃入。壹已而清湶（涼）出，再已而糗（臭）如靡骨，三已而㵳（燥），四已而膏，五已而鄉（薌），六已而精如黍粱，七已而慸（滯），八已而肌（脂），九已而黎（膩），十已而瀛（迄），瀛（迄）而復滑，朝氣乃出。

一曰笄光，二曰封紀，三曰調瓠，四曰鼠婦，五曰穀實，六曰麥齒，七曰嬰女，八曰反去，九曰何寓，十曰赤繳，十一曰赤豉九，十二曰磲石。得之而物（勿）擇（釋），成死有薄，走里（理）毛，置枖（腰）心，脣盡白，汗留（流）至國（膕），已數以百。

【释义】

所谓八动：一是两手抱人，二是伸直臂肘，三是身体平展跃动，四是伸直腿脚，五是大腿相交，六是振动身体，七是从侧面钩人，八是从上面钩人。

所谓五音：一是张口呼吸，二是喘音，三是叹息声，四是呵气声，五是咬啮声，仔细听察“五音”，可以了解女子的心理状态，仔细观察“八动”，可以了解女子快乐的反应，双手抱人，是想腹部贴附，伸直臂肘，是想摩擦身体上部，从侧面钩人，是阴户两边摩擦，大腿相交，是深入太过的原因，腿脚伸直，是深入不及的原因，从上面钩人是深入未达到深度的原因，身体伸进跃动，是想浅浅深入，身体振动，是想提高行房交合的效果，这也叫“八观”。

精气上行而面部发热，徐徐向外呼气，女子乳头坚挺，鼻尖出汗，则徐徐抱住，舌苦淡薄、苔滑，则徐徐贴附，阴液流出，则徐徐操动，女子不断咽口水，则徐徐撼动，这是五种征象，也叫做“五欲”，这些征象具备时则正式交合。

阴茎勃起不够大，是因为肌气不至，勃起虽胀大但不坚硬，是因为筋气不至，坚硬但不温热，是因为神气不至，交合第一次可出现清爽的感觉，第二次可闻到腐骨的味道，第三次可闻到焦臊味儿，第四次可看见阴部有膏液流出，第五次可闻到稻香，第六次可见到小米粥样精液，第七次就会胶着而挣久，第八次可见如膏脂状的分泌物，第九次分泌物就会肥腻，第十次就会高潮。

一叫笄光：阴道口或阴道前庭；二叫封纪，即大小阴唇；三叫調瓠，即阴阜或阴道前庭；四叫鼠妇，即阴道或阴蒂；五叫谷实，即指阴蒂；六叫麦齿，即处女膜；七叫婴女，即阴道的后窟窿；八叫反去，即阴道左右窟窿；九叫何寓，即阴道内窟窿；十叫赤豉，即阴道窟窿的宫颈；十二叫磌石，即阴道窟窿与直肠子宫陷窝用。

八动，乃房中术之精妙动作，包含接手、伸肘、平踊、直蹱、交股、振动、侧钩和上钩，各有其深意。五音，即喉息、喘息、累哀、疾吹和啮，通过聆听五音，可洞察女子心中所感。审察八动与五音，便能知其所乐与所通。五征五欲，为房中术之重要征候与欲望，如气上面热、乳坚鼻汗、舌薄而滑、下液股湿、嗌干咽唾，皆为交合之佳兆。微征完备，乃为上策。交合之道，需三气齐聚：肤气、筋气与神气，三者皆至，方可入道。十已之说，描绘交合过程中女子身心之变化，从清凉到臭如靡骨，再到精如黍粱，最终至腻滑之境，朝气乃出。阴道解剖部位，亦有详尽描述，如笄光、封纪、調瓠等，虽名异实同，但如此细致之研究，在两千多年前实为罕见，展现了古人对性医学与性文化的深入探索。

人人有善者，不失女人，女人有之，善者独能，毋予母治，毋作毋疑，必徐以久，必微以持，如已不已，女乃大台（怡）。侯（喉）息，下咸土阴光阳；椯（喘）息，气上相薄，自宫张；絫哀者，尻彼疾而疃（动）封纪；疢（吹）者，盐甘甚而養（癢）乃始；龄（齧）者，身振寒，置已而久。是以雄杜（牡）属为阳，阳者外也；唯（雌）牝属爲陰，陰者内也。凡牡之屬靡（摩）表，凡牝之屬靡（摩）裏，此謂陰陽之數，牝牡之里（理），爲之弗得，過在數已。娛樂之要，務在遲久。句（苟）能遲久，女乃大喜，親之弟兄，愛之父母。凡能此道者，命曰天士。

【释义】

善于进行房室之人，绝不会在女子性冲动之前进行，只有女子产生了性冲动，善于房室之人会抓住时机，不犹豫，也不仓促，交合时也会徐缓而而持久、动作轻柔而持续，这样女子才能不断的愉悦，张口呼吸，可呼出阴气，充实阳气，喘息，通气上行，女子阴户自动开合，持续发出叹息声，臀部摇动，增强性欲，呵气外出！可产生快感；亲吻男子可使交合持续；雄性属于阳，阳是外表，雌性属于阴，阴是内在，凡是雄性的，交合时应摩擦外在，凡属于雌性的，交合时应摩擦内在，这属于交合的规律和道理，交合时不能正常进行，原因在于次数过多而不节制，交合题在持久，只要能持久，女子才能欢喜。

在房室交合中，男子若欲得其乐，首要之务在于深刻理解和照顾女子的性欲情绪。善于此道者，应把握女子性冲动之时机，既不犹豫，也不仓促行事，交合过程徐缓而持久，动作轻微而持续，使女子在交合中不断得到愉悦。雄性为阳，雌性为阴，交合之时，雄性摩擦外表，雌性摩擦内里，此乃阴阳交合之规律。然若纵欲无度，交合次数过多，则易导致阴茎阳痿。因此，节制性欲，遵守房中法度，方能真正享受房室生活之乐趣，同时达到和洽夫妇感情与养生保健之目的。古代对房中保健的探讨虽有可取之处，但亦存在诸多不足之处，甚至夹杂一些追求淫佚取乐的封建糟粕。我们应以辩证唯物主义和历史唯物主义的观点，科学分析古代房中术之精华与糟粕，去害存利，为今日的房室养生保健服务。

第三节 《合阴阳》篇房室养生理论和释义

《合阴阳》篇，为整理小组根据简首"凡将合阴阳之方"一语，整理而成。原文中介绍"十动""十节"指出模仿动物姿势的十种性交动作；"十修""八动"则提出了男女性交姿态及技巧问题，同时很注意女方在性交过程中的情绪反应。以上都说明了古人如何把男女交合与养生联系起来。从房室前的准备工作按摩之法"戏道"，到房室活动的全部过程以及房室养生的意义，都进行了深刻的阐述。《合阴阳》是现已发现最古的一种论述房中之法的专书，全篇用简 32 枚，内容专述两性生活和房中保健（图 2-4）。

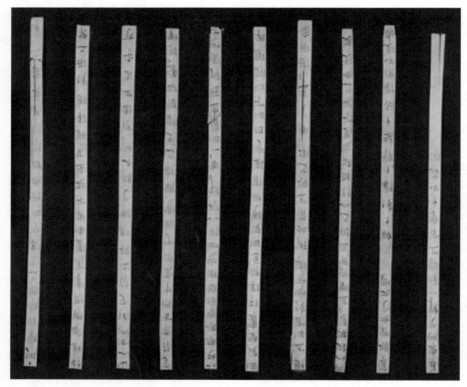

图 2-4　马王堆医简——《合阴阳》

一、房室养生总论

（一）**准备阶段**

　　凡將合陰陽之方，土揎陽，揗村（肘）房，抵夜（腋）旁，上竈綱，抵領鄉，揗拯匡，覆周環，下缺盆，過醴津，陵勃海，上常山，入玄門，御交筋，上欲精神，乃能久視而與天地牟（侔）存。交筋者，玄門中交脈也，爲得操揗之，使髐（體）皆樂養（瘍），説（悦）澤（懌）以好。雖欲勿爲，作相呴相抱，以次（恣）戲道。

【释义】

本条介绍男女交合的原则和方法，讲述了性交之前的准备阶段。首先，为性交前循行按摩上半身的方法。即由手部开始经上肢，至头部，再向下游走，经躯干部分，终止于小腹下部。并在此过程中同用呼吸之法，蓄积精神气力。上述即为性交前准备。

（二）**房室技巧**

戲道："一曰氣上面執（熱），徐呴；二曰乳堅鼻汗，徐抱；三曰舌溥（薄）而滑，徐屯；四曰下汐股濕，徐操；五曰嗌乾咽唾，徐撼（撼），此胃（謂）五欲之徵。徵備乃上，上堪而勿内，以致其氣。氣至，深内而上撅之，以抒其熱，因復下反之，毋使其氣歇，而女乃大竭。然後熱十動，接十莭（節），雜十脩。接刑（形）已没，遂氣宗門，乃觀八動，聽五音，察十已之徵。"

【释义】

男方察五欲，可推知女方的性反应和要求：唇微张，喘息。鼻尖见汗，乳头坚起（是女子有性冲动的表现），下体湿润，口干舌燥，即表明女性已性兴奋，可以进行性行为。交合时挺刺而不深入，令女子精气充溢，待女子精气充溢之后，即可向内深入，并向上方摇动。

即根据听女方五种声音的状况，察知其性欲高潮是否到来。这种综合运用性技巧，常可使夫妇的性生活满意。

十動：始十，次廿、卅、卌、五【十】、六十、七十、八十、九十、百，出入而毋決。一動毋決，耳目蔥（聰）明，再而音聲【章】，三而皮革光，四而脊膂强，五而尻脾（髀）方，六而水道行，七而至堅以强，八而湊（腠）理光，九而神明通，十而爲身常，此胃（謂）十動。

【释义】

开头写道房室初十次为往复，逐渐增加为二十次、三十次、四十次、五十次、六十次、七十次、八十次、九十次、一百次，但每次往复都不泄精，决，此处理解为泄精的意思，古人认为性交而不泄精则可滋补身体，后文则介绍十动毋泄精带来的各种养生效应。

十節：一曰虎游，二曰蟬柎（附），三曰斥（尺）蠖，四曰囷（麕）桷，五曰蝗磔，六曰爰（猨）據，七曰瞻（詹）諸，八曰兔鶩，九曰青（蜻）令（蛉），十曰魚嗽。

【释义】

该条描述了一组仿生的房中气功导引式式。虎游，即为模仿老虎的动作姿态作为性交动作；蝉附，像蝉一样附着，一种仿生的性交动作；斥蠖，一种模仿斥蠖缘木的房中导引术式；囷（麕）桷，模仿獐鹿角触的动作；蝗磔，指模仿凤凰张开翅膀的动作；爰據，模仿猿猴引取物品的动作；瞻（詹）诸，指模仿产出吸气或跳跃的动作；兔鶩，指模仿兔子奔跑的动作；青令，指模仿蜻蛉（一种与蜻蜓形态类似的动物）飞翔的动作；鱼嗽，指模仿鱼吞食鱼饵的动作。

十脩，一曰上之，二曰下之，三曰左之，四曰右之，五曰疾之，六曰徐之，七曰希之，八曰數之，九曰淺之，十曰深之。

【释义】

此条即论述十种有关体位、节奏、频率及深度方面的房室技巧。

八動，一曰接手，二曰信（伸）村（肘），三曰直踵，四曰側句（鉤），五曰上句（鉤），六曰交股，七曰平甬（踊），【八曰】振動。夫接手者，欲腹之傅也；信（伸）村（肘）者，欲上之擵（摩）且距也；直踵者，深不及也；側句（鉤）者，旁欲擵（摩）也；上句（鉤）者，欲下擵（摩）也；交股者，夾（刺）大（太）過也；平甬（踊）

者，欲淺也；振動者，欲人久持之也。

【释义】

本条指夫妇性交时，男方观察女方不同的姿态动作而加以配合的技巧概称，即为：①接手（女方伸接双手以抱男，可促两腹紧贴增强快感）；②伸纣（肘）（两腿股伸展，暗示欲摩擦女阴上方）；③直踵（伸直足跟，抬高臀部以迎合，意欲阴茎更深入）；④侧句（侧身转脚勾男，欲使女阴两侧受到摩抚）；⑤上句（上抬两脚勾人，意欲女阴下段受到摩擦）；⑥交股（两腿交并，以防阴茎插入过深，希借此增强快感）；⑦平甬（女平静仰卧张腹，欲女阴浅处感受更多摩擦）；⑧振动（女躯及尻臀摇动，欲使双方性器久接）。听五音，观八动，都为提升男女在性交过程的快感，为二者更加愉快地享受性生活作辅助。

> 十已之徵：一已而清凉出，再已而臭如燔骨，三已而澡（燥），四已而膏，五已而薌，六已而滑，七已而遲，八已而脂，九已而膠，十已而綟，綟而復滑，清凉復出，是胃（謂）大卒。大卒之徵，鼻汗脣白，手足皆作，尻不傅席，起而去，成死為薄。當此之時，中極氣張，精神入臧（藏），乃生神明。

【释义】

十已之征即交媾十个回合没有泄精，达到两性交合快感；清凉出即出现清新凉爽的感觉，对性交快感的描述；臭如燔骨即交合时能闻到有如燔烤骨头发出的焦香气味，对性交快感的描述；澡，作燥，同样以焦香气味形容性交快感；膏指两性交合时分泌物多而稠，如膏脂滑腻之状；薌即米谷的香气，同样是对性交快感的描述；滑，指第六回合性交完成的标志即为产生光滑样感觉；迟为持久之意；脂与四已而膏类似，但是比膏更甚，意为性交快感进一步增加，分泌液体更加浓稠；膠为膏、脂更进一步，有胶着凝持之意；大卒，指达到性交快感的高潮，意味着房室即将结束。成死为薄，指男性射精后，不应等待阴茎萎软再结束性交，应当立即结束性交，现代医学同样指出，男性射精后即进入不应期，应当及时结束性交。本条讲述了性交过程中十个阶段的特征性表现，以气味等作为形容，层层递进地描述性交过程中性快感的增加，表明古人对性生活观察极为细致，现代医学研究同样证明了，阴道分泌物气味与性刺激之间存在关联。

二、房室养生分论

癁息者，内急也，樾（喘）息，至美也；絫㵼者，玉莢（策）入而養（癢）乃始也；瘁（吷）者，鹽甘甚也；齧者，身振動，欲人之久也。

【释义】

此段即是对两性交合时的动作姿态、频率及高下、深浅、左右等方位的描述，有的反映了古代房中术的具体内容，有的则表露了封建统治者的享受性交之乐。吷者指女子性交时发出呼吸声或者喘息声；欲人之久也，即要求交合能持久。既清晰体现了古人对待性爱的态度为享受，并且详细分析了性爱过程中女子的表现，于二者应当如何做，表明了古人对性爱研究与观察深入，可以视为"五音"的补充部分。

昏者，男之精將；早者，女之精責（積）。吾精以養女精，前脈皆動，皮膚氣血皆作，故能發閉通塞。中府受輸而盈。

【释义】

昏者，男之精将，即指昏夜男子精气旺盛，因为男为阳，能得阴气可以滋补。男子阴茎在交合状态处于兴奋状态，阴阳交合得宜，则瘀滞可以通畅，脏腑均受益。此条则详细介绍性交对人体的益处。

第四节 《十问》篇房室养生理论和释义

长沙马王堆出土的竹简，全书假托黄帝、尧舜、禹等与医家、术士的相互问答，讨论了有关养生保健的问题，一共十组问答，故帛书整理小组将其定名为《十问》。本节着重介绍《十问》中对房室养生的相关理论描述（图2-5）。

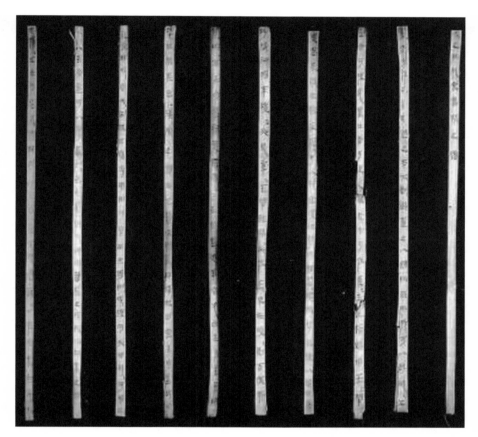

图 2-5　马王堆医简——《十问》

一、调和阴阳，补养固守精气

　　黄帝問於天師曰："萬勿（物）何得而行？草木何得而長？日月何得而明？"天師曰："璽（爾）察天地之請（情），陰陽爲正，萬勿（物）失之而不遜（繼），得之而贏。"

【释义】

　　全句意为：以天地阴阳四季气候发展变化的情况为准则。不能继续（生存下去）。得之而赢：得，与失相对，此指遵照、顺从。赢，满，旺盛。全句意为：万物如果顺从天地阴阳变化的规律就繁盛兴旺。黄帝向天師询问万物运行、草木生长、日月光明的奥秘，天师则以阴阳之道为解答之钥。他强调，万物生长皆遵循阴阳之规律，失之则衰，得之则兴。此处论述阴精阳气是人之根本。

　　黄帝问於容成曰：“民始蒲淳溜刑，何得而生？溜刑成膣（體），何失而死？何曳之人也，有恶有好，有夭有壽？欲闻民氣贏屈施（弛）張之故。”容成合（答）曰：“君若欲壽，则顺察天地之道。天氣月盡月盈，故能长生。地氣歲有寒暑，险易相取，故地久而不腐。君必察天地之请（情），而行之以身。有徵可智（知），間雖聖人，非其所能，唯道者智（知）之。天地之至精，生於無徵，长於無刑（形），成於無膣（體），得者壽长，失者夭死。”

【释义】

民始敷淳溜刑：句意为百姓（人，人类）起初因得到天地敷布的阳和之气，而化育为形体。淳，通醇，和也。溜刑，又作流形，谓流布成器物之形体。何泄之人也：此言何世（时）之人。贏屈弛张之故：言百姓身体盈满虚亏与劳逸的情况。贏，盈也，满也。屈，竭也，尽也，即虚损之义。弛，弛张，本谓射箭时弓弦松弛或拉满，此指劳和逸。故，事也，即情况。天气月尽月盈：天空气象的变化表现在月亮的有亏有满，有缺有盈。有征可智：征，征兆。智，当为知，察知。此句犹言有征兆可以察知。间虽圣人：间，闲之俗字，近也。此谓现今，近时。此处意即现今即使是圣人。黄帝向容成请教民众生死的原因以及气的盈亏弛张之理。容成从天地之道出发，阐述了气的生成与运行规律。他指出，顺应天地之道是养生之要，通过观察天气的月盈月亏和地气的寒暑变化，可以领悟养生的真谛。此处论述治气要顺应自然界的阴阳变化。

　　堯问於舜曰：“天下孰最贵？”舜曰：“生最贵。”堯曰：“治生奈何？”舜曰：“審夫陰陽。”堯曰：“人有九繳（竅）十二節，皆設而居，何故而陰與人具（俱）生而先身去？”舜曰：“飲食弗以，謀慮弗使，譯其名而匿其膣（體），亓

三四

（其）使甚多，而無寬禮，故興（與）身俱生而先身死。"
堯曰："治之奈何？"舜曰："必愛而喜之，教而謀之，飲而
食之，使其題楨堅强而緩事之，必鹽之而勿予，必樂矣而勿
寫（瀉），材將積，氣將楮，行年百歲，賢於往者。"

【释义】

审夫阴阳：审察阴阳变化的规律。十二节：此处的十二节当指四肢的
大关节，即上肢的肩、肘、腕，下肢的股、膝、踝等。皆设而居：言人体
都设有这些器官而且都有一定的处所。居，犹处也，指处所。阴与人具生
而先身去：言人的生殖器官与其他器官同时生成，但其功能早衰得多。饮
食弗以：犹弗以饮食。以，用也。言吃饭喝水用不着生殖器官。谋虑弗
使：言考虑问题也不使用生殖器官。讳其名而匿其体：人们都避忌直呼生
殖器官的名称，把它隐藏于身体的下部。其使甚多：过多地用它行房室。
而无宽礼：言过于频繁地行房室却不加以宽缓和节制。故与身俱生而先身
死：所以，生殖器官与身体同时生成，而性功能却先于身体丧失。爱而喜
之：喜爱它故而保护它。教而谋之：谓通过性知识教育和性保健研究来掌
握性科学知识。使其题裾坚强而缓事之：题，《说文》："题，额也。"头
也。此句意即要使阴茎保持坚壮强硬，就要缓行房室，节制性生活。第五
问在深入探讨养生的方法时，舜强调要审察阴阳变化的规律。尧进一步询
问为何生殖器官与其他器官同时生成却更早衰老，舜指出这主要是由于对
生殖器官的不当使用和缺乏节制所致。为此，舜提出了一系列调节性功能
的原则和方法，包括爱护、滋养生殖器官，并通过节制房室来减缓其使用
频率。这样，精液得以积蓄，真气得以蓄存，即使年届百岁，也能保持健
康强壮。

二、食疗房室养生

黄帝問於大成曰："民何失而曩（顏）色麄（麄）理
（貍），黑而蒼？民何得而奏（腠）理靡曼，鮮白有光？"大
成合（答）曰："君欲練色鮮白，則察觀尺汙（蠖）之食
方，通於陰陽，食蒼則蒼，食黃則黃。唯君所食，以變五

色。君必食陰以爲當（常），助以柏實盛良，飲走獸泉英，可以卻老復壯，曼澤有光。椄（接）陰將衆，鑑（繼）以蜚蟲，春爵（爵）員駘，興坡（彼）鳴雄，鳴雄有精，誠能服此，玉笶（策）復生。大（太）上執遇，雍坡（彼）玉竇，盛乃從之，員駘送之；若不執遇，置之以蘽。誠能服此，可以起死。"

【释义】

民何失而颜色鹿黎：失，过失、差错。鹿，当为麤，粗的异体字。黎，《说文》："草色也。"一般指青色。这句话是说：老百姓因何差失过错而使面色变得又粗又黑。靡曼，美丽。练色：洁白的颜色。练，《说文》："正练也。"即经过漂白处理过的丝织品。食阴以为当：当，应作常。经常，常事。意即必须经常服食滋阴的食物或补品。柏实：中药名。曼泽：靡曼光泽。即肤色美丽而润泽。接阴将众：此句言将多次与女子交合或与多个女子交合而阳强不衰。蜚虫：飞鸟。蜚，通飞。员駘，即圆形的鸟雀卵子，也就是鸟雀之蛋。此处谓服食春天的雀卵之类。兴坡鸣雄：兴，提倡。坡，当作彼。鸣雄，公鸡。意谓提倡食用公鸡之类的禽属。鸣雄有精：谓公鸡有精子。此指公鸡之类的睾丸，是壮阳补肾之药物。玉笶复生：玉笶，即玉策。策，鞭。故又称玉鞭或玉茎，皆男子阴茎之名。此言男子性功能减退者又可得到恢复。雍彼玉竇：雍为壅，堵塞。竇，洞。玉竇，指女阴道。这句是说男女交合时，男子阴茎塞住女子玉门。盛乃从之：谓性功能强则顺其自然。送：馈赠，引申为补益。第二问黄帝询问大成关于民众容颜变化的缘由，大成则从饮食与房室的角度予以解答。他提出，通过观察尺蠖的食性，可发现其与阴阳变化的密切联系。人类亦可通过调整饮食，改变肌肤色泽。在房室养生方面，大成强调除服食滋阴之物外，还应佐以柏实、动物阴茎、睾丸、鸟肉及打鸣的公鸡等物，以振起阳痿，延年益寿。大成的起死食鸟精之道，旨在揭示通过合理的饮食与房室调节，可以恢复身体的生机与活力。

三、男女交合的方法步骤及注意事项

帝盤庚問於耇老曰："聞子椄（接）陰以爲强，翁天之精，以爲壽長，吾將何處而道可行?"耆老合（答）曰：
"君必貴夫與身俱生而先身老者，弱者使之强，短者使長，
貧者使多量（糧）。元（其）事壹虛壹實，治之有節：一曰
垂枝（肢），直脊，橈（撓）尻；二曰疏股，動陰，繘
（縮）州；三曰合隶（睫）毋聽，翕氣以充䐃；四曰含元
（其）五味，飲夫泉英；五曰羣精皆上，翕元（其）大明。
至五而止，精神日抬（怡）。"

【释义】

闻子接阴以为强：听说您过性生活而使身体变得强壮健康。吸天之
精：吸进聚敛天之精气，即呼吸新鲜空气。贵夫与身俱生而先身老者：珍
重那个与身体同时产生而先于身体其他器官丧失机能的东西（指生殖器
官）。弱者使之强：谓体质弱的人（由于爱惜性器官）而使身体变得强
壮。短者使长：短促的生命能使它得到延长。贫者使多量：谓使贫穷者能
保有足够的营养。量，当为粮。粮食是营养生命之物，故引申为营养之
义。壹虚壹实：谓有泻有补。节：法度，节度。垂枝（肢）：使肢体垂直。
直脊：伸直脊背。橈尻：橈，即撓，尻，臀部。此指按摩臀部。疏股：放
松大腿。动阴：活动前阴。亦指导气运行至阴部。缩州：紧缩肛门，又称
提肛。以上皆气功导引动作。含其五味：谓口含津液，自觉五味俱备。饮
夫泉英：指吞服舌下津液。至五而止：交接到五个回合就停止，或谓交接
五个回合而泻精。精神日抬，当为怡，愉悦之义。此句谓房室有节制或
交媾而不泻精，使人精神日益愉快，身体健康。殷帝盘庚向耆老询问如
何通过接阴与食神气实现长寿。耆老强调要珍惜并善用生殖器，通过虚
实结合的性交方法，结合身体姿势的调整与呼吸的控制，以及口含津液
的技巧，来聚集精气。具体步骤包括垂直四肢、伸直脊背、按摩臀部、
活动前阴、紧缩肛门，闭目敛神以聚集精气，口含津液并咽下，以及收
全呼全身阳气。遵循这些步骤，交合五回合后停止，可使人精神愉快、
精力旺盛。

　　王期合（答）曰："椄（接）陰之道，以静爲强，平心
如水，靈路（露）内臧（藏），款以玉筴（策），心毋秌

（怀）𦏵（荡），五音進合（答），孰短孰長，翕其神襦（霧），飲夫天將（漿），致之五臧（藏），欲其深臧（藏）。"

【释义】

在谈及男女交合之道时，王期强调了情绪稳定和呼吸吐纳的重要性。他认为，心境安静是交合过程中的关键，要使阴精内藏而不泄出，同时谛听女子的反应，以选择适宜的动作。通过深呼吸和吞咽津液，将精气导入五脏并深藏体内，有助于保持精神气血的旺盛和身体的强健。此问指出性保健大法：男女交合，要情绪稳定，两情相悦，呼吸吐纳，导引服食。则可精神内守，益寿延年。

四、性功能障碍的处理

禹問於師癸曰："明耳目之智，以治天下，上均湛地，下因江水，至會稽之山，處水十年矣。今四枝（肢）不用，家大紃（亂），治之奈何？"師癸合（答）曰："凡治正（政）之紀，必自身始。血氣宜行而不行，此謂款央（殃），六極之宗也。此氣血之績也，筋脈之族也，不可廢忘也。於腦也施，於味也移，道（導）之以志，動之以事。非味也，無以充亓（其）中而長其節；非志也，無以智（知）其中虛興（與）實；非事也，無以動亓（其）四支（肢）而移去其疾。故覺侵（寢）而引陰，此胃（謂）練筋；既（既）信（伸）有（又）詘（屈），此胃（謂）練骨。動用必當，精故泉出。行此道也，何逝（世）不物？"禹於是飲湩，以安後姚，家乃復寧。

【释义】

明耳目之智：明，动词用法，显露、表明之义。此处作发挥、使出讲。耳目之智，谓聪明才智。会稽之山：地名。治正之纪：治理国家政事的纲纪。款殃：款，塞也。殃，病。谓血气郁闭不通而造成的病殃。筋脉之族：筋脉的聚集之处。于脑也施：谓对于头脑要让它松弛，不要老是处于高度的紧张状态中。施，通弛。于味也移：对于口味饮食也要变化多样，不能偏于某几种食物。移，变也。或当为侈，味，指食物。后姚：当指后宫之姬妾美女。大禹向师癸请教治理国家的同时如何调理身体。师癸指出，治国需从治身开始，特别是要关注气血的运行。当气血运行不畅时，会导致身体疾病。他建议通过放松头脑、变换饮食、运用智慧和活动筋骨来调理身体。特别强调了睡眠时导引精气、屈伸四肢以练筋练骨的重要性。大禹遵循师癸的建议，通过饮用营养品和药食滋补，使后宫安宁，家庭恢复和谐。此问论述了出现性机能障碍时不要紧张，要丰富营养、开导思维、活络筋骨、药食滋补。

五、房室养生之法

（一）天师：食神气

黄帝问於天師曰："萬勿（物）何得而行？草木何得而長？日月何得而明？"天師曰："璽（爾）察天地之請（情），陰陽爲正，萬勿（物）失之而不鼇（繼），得之而贏。食陰椹陽，稽於神明。食陰之道，虛而五藏（藏），廣而三咎，若弗能出榓。食之貴靜而神風，距而兩㭊，參築而毋遂，神風乃生，五聲乃對。翕毋過五，致之口，枚之心，四輔所貴，玄尊乃至。飲毋過五，口必甘昧（味），至之五藏（藏），刑（形）乃極退。薄（薄）而肌膚，及夫髮末，毛脈乃遂，陰水乃至，淺坡（彼）陽㵒，堅塞不死，飲食賓膢（體），此胃（謂）復奇之方，通於神明。"

【释义】

黄帝向天师询问万物运行、草木生长、日月光明的奥秘，天师则以阴阳之道为解答之钥。他强调，万物生长皆遵循阴阳之规律，失之则衰，得之则兴。在房室养生中，天师主张通过服食滋阴之物或与女子交合来补益阳气，但须通晓其规律，达到神明的境界。此过程中，务必保持精气旺盛，避免精气逸出，从而达到养生的目的。天师所论的食神气之道，旨在揭示阴精阳气为人之根本，治疗精亏需遵循阴阳之道，男女交合应固守精气，相互引诱且守护真气。综上所述，第一问论述阴精阳气是人之根本；治疗精亏，须遵循天地间阴阳之道；男女交合要固守精气而勿交泄；男女要相互引诱且守护真气。

（二）大成：起死，食鸟精

　　黄帝问於大成曰："民何失而墨（颜）色鹿（麓）理（貍），黑而苍？民何得而奏（腠）理靡曼，鲜白有光？"大成合（答）曰："君欲练色鲜白，则察观尺污（蠖）之食方，通於阴阳，食苍则苍，食黄则黄。唯君所食，以变五色。君必食阴以爲当（常），助以柏实盛良，饮走兽泉英，可以却老复壮，曼泽有光。桵（接）阴将衆，鳖（继）以蜚虫，春爵（爵）员骆，兴坡（彼）鸣雄，鸣雄有精，诚能服此，玉筴（策）复生。大（太）上执遇，臡坡（彼）玉实，盛乃从之，员骆送之；若不执遇，置之以豊。诚能服此，可以起死。"大成之起死食鸟精之道。

【释义】

黄帝询问大成关于民众容颜变化的缘由，大成则从饮食与房室的角度予以解答。他提出，通过观察尺蠖的食性，可发现其与阴阳变化的密切联系。人类亦可通过调整饮食，改变肌肤色泽。在房室养生方面，大成强调除服食滋阴之物外，还应佐以柏实、动物阴茎、睾丸、鸟肉及打鸣的公鸡等物，以振起阳痿，延年益寿。大成的起死食鸟精之道，旨在揭示通过合理的饮食与房室调节，可以恢复身体的生机与活力。综上所述，第二问指出性生活除服用填补阴茎的药食外，还需佐以柏实和动物的阴茎、睾丸、鸟肉、打鸣的公鸡等物，这样可使阳痿振起，延年益寿。

（三）曹熬：接阴治神气

　　黄帝问於曹熬曰："民何失而死？何得而生？"曹【熬答曰】："□□□□□而取其精。侍（待）坡（彼）合气，而微動其刑（形）。能動其刑（形），以致五聲，乃入其精，虛者可使充盈，壯者可使久榮，老者可使長生。長生之稽，偵用玉閉，玉閉時辟，神明來積。積必見章，玉閉堅精，必使玉泉毋頃（傾），則百疾弗嬰，故能長生。梭（接）陰之道，必心塞葆。刑（形）氣相葆，故曰："壹至勿星，耳目葱（聰）明；再至勿星，音氣高陽（揚）；三至勿星，被（皮）革有光；四至勿星，脊肤不陽（傷）；五至勿星，尻脾（髀）能方；六至勿星，百脈通行；七至勿星，冬（終）身失（无）央（殃）；八至勿星，可以壽長；九至勿星，通於神明。"

【释义】

黄帝向曹熬询问民众生死之因，曹熬以接阴治神气之道作答。他强调，在男女交合中，关键在于能取精气以补益身体。当阴阳交合之际，应轻柔舒缓地微动身体，使女子产生快感而发出叹息之声，此时方可泄精。通过这种方法，身体虚弱者可以充盈精气，健壮者能够保持长久，老者亦能延年益寿。曹熬进一步指出，延长生命的秘诀在于玉茎闭而不泄精液，并善于密守，使精气积聚。如此，则能抵御疾病，实现长寿。他特别强调了心志安宁在交合中的重要性，心志安宁则形神相安，身体自然健康。通过不同回合的交合而不泄精，可以达到耳目聪明、声音洪亮、皮肤光泽等多种益处。综上所述，第三问的接阴治神气之道，为我们揭示了男女交合积聚精气来调养身心、延年益寿的奥秘。

（四）容成：治气

黄帝問於容成曰："民始蒲淳溜刑，何得而生？溜刑成膲（體），何失而死？何曳之人也，有惡有好，有夭有壽？欲聞民氣嬴屈施（弛）張之故。"容成合（答）曰："君若欲壽，則順察天地之道。天氣月盡月盈，故能長生。地氣歲有寒暑，險易相取，故地久而不腐。君必察天地之請（情），而行之以身。有徵可智（知），間雖聖人，非其所能，唯道者智（知）之。天地之至精，生於無徵，長於無刑（形），成於無膿（體），得者壽長，失者夭死。"故善治氣榑（摶）精者，以無徵爲積，精神泉益（溢），翕甘潞（露）以爲積，飲榣（瑤）泉靈尊以爲經，去惡好俗，神乃溜刑。翕氣之道，必致之末，精生而不厥。尚（上）下皆精，塞（寒）溫安生？息必探（深）而久，新氣易守。宿氣爲老，新氣爲壽。善治氣者，使宿氣夜散，新氣朝最，以徹九徹（竅），而實六府。食氣有禁，春辟（避）濁陽，夏辟（避）湯風，秋辟（避）霜潛（霧），冬辟（避）凌陰，必去四咎，乃探（深）息以爲壽。朝息之志，亓（其）出也潛（務）合於天，亓（其）入也楑（揆）坡（彼）閨誦，如臧（藏）於淵，則陳氣日盡，而新氣日盈，則刑（形）有云光。以精爲充，故能久長。畫息之志，虖（呼）吸必微，耳目葱（聰）明，陰陰彝氣，中不蓄腐，故身無苛（疴）央（殃）。莫（暮）息之志，深息長除，使耳勿聞，且以安侵（寢）。云（魂）柏（魄）安刑（形），故能長生。夜半之息也，覺悟（寤）毋變侵（寢）刑（形），探（深）余（徐）去執（勢），六府皆發，以長爲極。將欲壽神，必以奏（腠）理息。治氣之精，出死入生，驩欣咪穀，以此充刑（形），此胃（謂）榑（摶）精。治氣有經，務在積精，精盈必寫（瀉），精出必補。補寫（瀉）之時，於卧爲之。酒食五味，以志治氣。目明耳葱（聰），被（皮）革有光，百脈充盈，陰乃□生，繇使則可以久交，可以遠行，故能壽長。

【释义】

黄帝向容成请教民众生死的原因以及气的盈亏弛张之理。容成从天地之道出发，阐述了气的生成与运行规律。他指出，顺应天地之道是养生之要，通过观察天气的月盈月亏和地气的寒暑变化，可以领悟养生的真谛。他进一步强调了治气抟精的重要性，认为通过无征之精的积累，可以使精神泉溢，达到延年益寿的目的。在吸气之道上，容成主张深而久的呼吸，以排除宿气、吸纳新气，从而保持身体的健康。他还提出了在不同季节避免不良气候的侵害，以及通过调整呼吸来养生的方法。在朝、昼、暮、夜半等不同时段的呼吸调节上，容成都有独到的见解。他认为，通过合理的呼吸调节，可以充实精气、保持耳目聪明、肌肤光泽，从而实现长寿的目标。综上所述，第四问论述治气要顺应自然界的阴阳变化，根据天地间朝、暮、昼、夜、春、夏、秋、冬进行呼、吸、吐、纳、导引养气、延年益寿。

（五）舜：接阴治气

尧問於舜曰："天下孰最貴？"舜曰："生最貴。"尧曰："治生奈何？"

舜曰："審夫陰陽。"尧曰："人有九繳（竅）十二節，皆設而居，何故而陰與人具（俱）生而先身去？"舜曰："飲食弗以，謀慮弗使，諱其名而匿其膿（體），元（其）使甚多，而無寬禮，故興（與）身俱生而先身死。"尧曰："治之奈何？"舜曰："必愛而喜之，教而謀之，飲而食之，使其題禎堅强而緩事之，必鹽之而勿予，必樂矣而勿寫（瀉），材將積，氣將褚，行年百歲，賢於往者。"

【释义】

尧向舜请教关于天下最宝贵之物的答案，舜明确回答是生命。在深入探讨养生的方法时，舜强调要审察阴阳变化的规律。尧进一步询问为何生殖器官与其他器官同时生成却更早衰老，舜指出这主要是由于对生殖器官的不当使用和缺乏节制所致。为此，舜提出了一系列调治性功能的原则和方法，包括爱护、滋养生殖器官，并通过节制房室来减缓其使用频率。这样，精液得以积蓄，真气得以蓄存，即使年届百岁，也能保持健康强壮。综上所述，第五问论述为什么生殖器官早于其他器官而衰老及其调治方法：爱护、滋养、节制房室。

（六）彭祖：养阴治气

王子巧父問於彭祖曰："人氣何是爲精虖（乎）？"彭祖

合（答）曰：“人氣莫如竣（朘）精。竣（朘）氣宛（菀）閉，百脈生疾；竣（朘）氣不成，不能繁生，故壽盡在竣（朘）。竣（朘）之葆愛，兼予成砡（佐），是故道者發明唾手循辟（臂），靡（摩）腹從陰從陽。必先吐陳，乃翕竣（朘）氣，與竣（朘）通息，與竣（朘）飲食，飲食完竣（朘），如養赤子。赤子驕悍數起，慎勿出入，以脩美浬，軜白內成，何病之有？坡（彼）生有央（殃），必亓（其）陰精扁（漏）泄，百脈宛（菀）廢，喜怒不時，不明大道，生氣去之。俗人芒生，乃持（恃）巫醫，行年泰十，刑（形）必夭貍（埋），頌事白（自）殺，亦傷（傷）悲戈（哉）。死生安在，徹士製（制）之，實下閉精，氣不扁（漏）泄。心製（制）死生，孰爲之敗？慎守勿失，長生纍迣（世）。纍迣安樂長壽，長壽生於蓄積。坡（彼）生之多，尚（上）察於天，下播於地，能者必神，故能刑（形）解。明大道者，亓（其）行陵雲，上自麋搖，水溜（流）能遠，龔（龍）登能高，疾不力倦，□□□□□□□巫成招□□□不死。巫成招以四時爲輔，天地爲經，巫成招與陰陽皆生。陰陽不死，巫成招興（與）相視，有道之士亦如此。”

【释义】

王子巧向彭祖请教人的生气之精华所在，彭祖强调阴茎血气的重要性，并指出保养阴茎的关键在于爱护、滋养并辅以适当方法。他进一步提出，通过导引、吐纳、咽津、药食补养等方法，可以蓄养阴精，实现健康长寿。彭祖还强调了阴阳平衡与顺应自然规律的重要性，认为通晓养生之道的人能够驾驭自身，实现长生不死。这些观点和方法共同构成了彭祖养阴治气的独特理念。第六问指出人欲健康长寿，就要蓄养阴精，并佐以导引、吐纳、咽津、药食补养等方法。（图2-6）

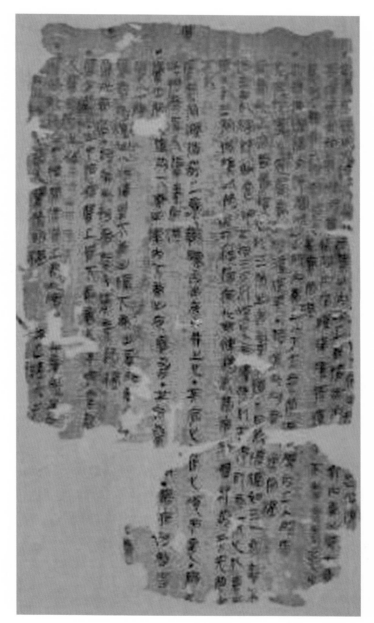

图 2-6 马王堆医学帛书

（七）耇老：接阴，食神气

　　帝盤庚問於耇老曰："聞子棱（接）陰以爲强，翁天之精，以爲壽長，吾將何處而道可行？”耇老合（答）曰：“君必貴夫與身俱生而先身老者，弱者使之强，短者使長，貧者使多量（糧）。亓（其）事壹虚壹實，治之有節：一曰垂枝（肢），直脊，橈（撓）尻；二曰疏股，動陰，縮（縮）州；三曰合疌（睫）毋聽，翕氣以充腦；四曰含亓（其）五味，飲夫泉英；五曰羣精皆上，翕亓（其）大明。至五而止，精神日抬（怡）。”

【释义】

殷帝盘庚向耇老询问如何通过接阴与食神气实现长寿。耇老强调要珍惜并善用生殖器，通过虚实结合的性交方法，结合身体姿势的调整与呼吸的控制，以及口含津液的技巧，来聚集精气。具体步骤包括垂直四肢，伸直脊背，按摩臀部，活动前阴，紧缩肛门，闭目敛神以聚集精气，口含津液并咽下，以及收敛全身阳气。遵循这些步骤，交合五回合后停止，可使人精神愉快、精力旺盛。本条论述男女交合的方法和步骤：①垂直四肢、伸直脊背、按摩臀部；②活动前阴、紧缩肛门；③闭目敛神，聚集精气；④口含津液，意有五味而咽；⑤收剑全身阳气。交合五回合而停止。

（八）师癸：治神气

禹問於師癸曰：“明耳目之智，以治天下，上均湛地，下因江水，至會稽之山，處水十年矣。今四枝（肢）不用，家大糺（亂），治之奈何？”師癸合（答）曰：“凡治正（政）之紀，必自身始。血氣宜行而不行，此胃（謂）款央（殃），六極之宗也。此氣血之續也，筋脈之族也，不可廢忘也。於腦也施，於味也移，道（導）之以志，動之以事。非味也，無以充亓（其）中而長其節；非志也，無以智（知）其中虚與（與）實；非事也，無以動亓（其）四支（肢）而移去其疾。故覺侵（寢）而引陰，此胃（謂）練筋；陖（既）信（伸）有（又）詘（屈），此胃（謂）練骨。動用必當，精故泉出。行此道也，何迣（世）不物？"禹於是飲渾，以安後姚，家乃復寧。

【释义】

大禹向师癸请教治理国家的同时如何调理身体。师癸指出，治国需从治身开始，特别是关注气血的运行。当气血运行不畅时，会导致身体疾病。他建议通过放松头脑、变换饮食、运用智慧和活动筋骨来调理身体。特别强调了睡眠时导引精气、屈伸四肢以练筋练骨的重要性。大禹遵循师癸的建议，通过饮用营养品和药食滋补，使后宫安宁，家庭恢复和谐。师癸的治神气之法强调通过调理元精和血气，使人精力充沛、精神焕发。第八问叙述了出现性功能障碍时，不要紧张，可通过丰富营养、开导思维、活络筋骨、药食滋补来调节。

（九）文挚：食、卧补养

文執（挚）見齊威王，威王問道焉，曰："寡（寡）人聞子大夫之博於道也，寡（寡）人已宗廟之祠，不段（暇）其聽，欲聞道之要者，二三言而止。"文執（挚）合（答）曰："臣爲道三百編（篇），而卧最爲首。"威王曰："子澤（繹）之，卧時食何氏（是）有？"文執（挚）合（答）曰："淳酒毒韭。"威王曰："子之長韭何邪？"文執（挚）合（答）曰："后稷（稷）半鞣，草千歲者唯韭，故因而命之。亓（其）受天氣也蚤（早），亓（其）受地氣也葆，故辟畾（懾）慭肤（怯）者，食之恒張；目不蔡（察）者，食之恒明；耳不聞者，食之恒葱（聰）；春三月食之，苛（疴）疾不昌，筋骨益強，此胃（謂）百草之王。"威王曰："善。子之長酒何邪？"文執（挚）合（答）曰："酒者，五穀之精氣也，亓（其）人（入）中散溜（流），亓（其）人（入）理也徹而周，不胥卧而九（究）理，故以爲百藥繇（由）。"威王曰："善。然有不如子言者，夫春赇寫从以韭者，何其不與酒而恒與卵邪？"文執（挚）合（答）曰：

"亦可。夫雞者，陽獸也，發明聲蔥（聰），信（伸）頭羽張者也。復陰三月，與韭俱徹，故道者食之。"威王曰："善。子之長卧何邪？"文執（摯）合（答）曰："夫卧，非徒生民之事也。舉麋雁、蕭（鷫）相（鸘）、蚖檀（蟺）、魚鱉（鼈）、奚（蚁）動之徒，胥食而生者也；食者，胥卧而成者也。夫卧，使食靡宵（消），散藥以流刑者也。辟（譬）卧於食，如火於金。故一昔（夕）不卧，百日不復。食不化，必如拕鞠（鞠），是生甘心密墨，糀湯劃惑，故道者敬卧。"威王曰："善。夏（寡）人恒善莫（暮）飲而連於夜，苟毋（無）苛（疴）虖（乎）？"文執（摯）合（答）曰："毋（無）芳（妨）也。辟（譬）如鳴（鳥）獸，蚤（早）卧蚤（早）起，莫（暮）卧莫（暮）起，天者受明，地者受晦，道者九（究）其事而止。夫食氣潛人（入）而黔（默）移，夜半而□□□□□氣，致之六極。六極堅精，是以内實外平，痤瘦弗處，廱（癰）壹（噎）不生，此道之至也。"威王曰："善。"

【釋義】

文摯與齊威王探討了養生之要，特別強調了飲食與睡眠在養生中的重要性。文摯認為，韭菜因其生長長久、吸納天地精華，具有益於身體健康的多種功效，如使肌膚舒展、明目聰耳、增強筋骨等，故被譽為"百草之王"。酒作為五穀精氣所化，能流通全身，是藥物發揮作用的良好媒介。此外，文摯還強調了睡眠的重要性，指出睡眠有助於食物消化、藥物流布，是養生保健的關鍵環節。提倡人們應順應自然，作息有節，以達到養生防病的目的。在回答齊威王關於夜飲的疑問時，文摯指出，只要保持作息規律，夜飲並不會對健康造成損害。他進一步解釋了人體在夜半時分精氣輸入六腑的過程，以及六腑藏精堅厚對身體健康的益處。第九問指出注意飲食、勞逸、起居、可蠲病防疾，達到養生的目的，為人們提供了寶貴的養生建議。（圖2-7）

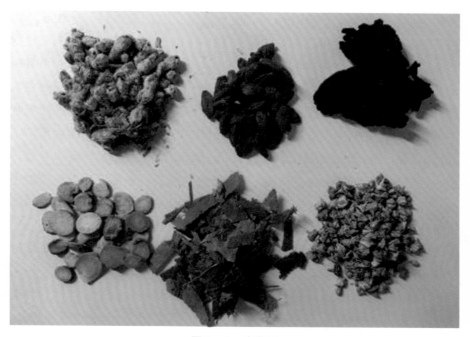

图 2-7　中药图

（十）王期：食阴翕气

　　王期见，秦昭王问道焉，曰："寡人闻客食阴以为动强，翕气以为精明。夃（寡）人何处而寿可长？"王期合（答）曰："必朝日月而翕其精光，食松柏，饮走獸泉英，可以老复莊（壮），曼泽有光。夏三月去火，以日爨亯（烹），则神慧而蔥（聪）明。桮（接）阴之道，以静为强，平心如水，靈路（露）内臧（藏），款以玉筴（策），心毋忱（怵）愓（荡），五音进合（答），孰短孰长，翕其神雡（雾），饮夫天將（浆），致之五臧（藏），欲其深臧（藏）。蠁息以晨，气刑（形）乃刚，襄□□□，□□近水，精气凌楗（健）久长。神和内得，云（魂）柏（魄）皇□，五臧（藏）黏白，玉色重光，寿参日月，为天地英。"昭王曰："善。"

【释义】
　　秦昭王向王期请教养生长寿之秘，王期详细地阐述了性保健与益寿的方法。他首先强调了采日月精华、服食特定食物的重要性，如松子、柏实，以及走兽的乳汁和动物阴茎或睾丸熬制的汤，这些食物被认为能够延缓衰老、恢复体力、使容貌润泽有光。同时，王期也提倡在夏季 3 个月内避免使用火煮食物，而是利用铜镜取燧火烹制食品或药物，以达到增强智慧和聪明的效果。在谈及男女交合之道时，王期强调了情绪稳定和呼吸吐纳的重要性。他认为，心境安静是交合过程中的关键，要使阴精内藏而不泄出，同时谛听女子的反应，以选择适宜的动作。通过深呼吸和吞咽津液，将精气导入五脏并深藏体内，有助于保持精神气血的旺盛和身体的强健。此外，早晨的呼吸练习也被视为增强精气、形体刚强的有效方法。通过遵循这些性保健与养生之法，王期认为可以达到神气安和、魂魄安处、脏气充实、容光焕发的状态，进而实现益寿延年的目标。秦昭王对王期的讲解表示赞赏，认可了其关于性保健与益寿之道的观点。综上所述，第十问指出性保健大法：男女交合，要情绪稳定，两情相悦，呼吸吐纳，导引服食，则可精神内守，益寿延年。

第五节　《养生方》《杂疗方》篇房室养生理论和释义

　　《养生方》现存内容可分类为七种，分别是治疗阳痿方、一般壮阳方、一般补益方、增强筋力方、治疗阴肿方、女子用药方、房中补益方；《杂疗方》所蕴含的内容较少，在其开头即介绍增强男女性功能的办法。本节即着重于介绍《养生方》《杂疗方》中对房室养生的相关理论描述（图 2-8）。

一、《养生方》篇房室养生理论及释义

（一）房室节制有度

　　《养生方》中明确提出，"圣人合男女必有则也"。"则"就是"规律"，细说起来就是"乐而有节，则和平寿考"，快乐而有节制地过性生活，可使人心平气和、健康长寿。在其他文献中亦有提及，《礼记·礼运》："饮食男女，人之大欲存焉。"《孟子》："食色，性也。"其意思是性生活如同吃饭一般是人的本能，它是人类不可缺少的欲望，不可遏制。虽

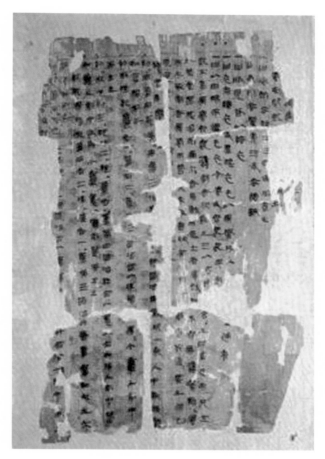

图2-8　马王堆帛书——《杂疗方》

说房室是夫妇生活中不可或缺的一部分，但纵欲过度则易导致精气亏损。精能抵御外邪，提高机体免疫力，精气亏虚，人体就会出现各种免疫力低下的症状，从而出现生殖亚健康，除此之外，过度引发的身体不适还会导致人们心理上对房室的抗拒，则易导致心理亚健康。因此，我们在性生活中就要遵循一定的法度和原则。

（二）药食防治

【老不起】：□□□□□□□□□□□臭可□□□□□□□□□□□□□□□□□□□□□□□□□□□□□和则□乃□□□□□□下□"　"【一日】：□□以瘨（颠）棘爲醬方：

【刊】瘨（顛）棘長寸□節者三斗，□□□□□□□□之，
以雚堅【稠】節者㸑，大潰（沸），止火，潰定，復㸑之。
不欲如此，二斗半□□□□□□，以故瓦器盛，□爲剛炊秫
米二斗而足之。氣孰（熟），□旬□寒□即乾□□□□□沃
之，居二日而□漿，節（即）已，近內而飲此漿一昇。漿
□□□□□□□□□□□□□侍（俟）其汁，節（即）漿
□□以沃之，令酸甘□□飲之。雖□□□□□□□□□□
□□□□□□□□□使人即起。

【释义】

老不起，即人到老年之后身体虚衰，肾阳不足导致性功能减退的病症。颠棘为天冬的别名；浆为古代一种带有酸味的饮料，原文以天冬茎枝三斗切割成一寸大小的小块，用坚实致密的芦苇草作燃料，加水煎煮，煮沸之后离火，沸腾停止后继续煎煮，反复多次，直至浓缩为二斗半。另用秫米二斗不加水干炒，以秫米的味道判断是否炒熟，将天冬液浇于炒熟秫米上，放置两日后制成酒浆，房室前服用此浆一升（经考证为今之200毫升），可使阴茎勃起。上述可用于老年男性性功能衰退时服用，以期达到保养治疗效果。

【不】起：爲不起者，旦爲善水鬻（粥）而□□，【以】
厭爲故，□□□□□□□□□□□□□□□□然，而□出之，
如此二，且起矣。勿□□有益二日不用□□以□水□之
□□□□□□把，用□□，已後再歆（歇）一，已後三□，
【不】過三歆（歇），理後用□□。其歆（歇）毋相次
□□□□□□□歆（歇）。若已施，以寒水淺（濺），毋
□□必有（又）歆（歇）。飲食□□□棄水已必以□□□□
□氣鉤口印（仰）之，比□，稍以鼻出氣，□□復氣。□老
者……

【释义】

为，治疗之义，善水为清洁干净的水，意思即为治疗阳痿不起的症

状，在清晨使用上好的水煮粥饮用，以厌为故即是用喝到满足为止，并没有确定的用量。此条同样介绍了在房室后用清水清洗阴部，这同样符合现代医学理论，因为同房的过程中，男性的阴茎会将大量的细菌带入阴道内，这些细菌容易上行感染，进入子宫腔，致使女性患上一系列的妇科疾病，如宫颈炎、盆腔炎、子宫内膜炎等，所以建议同房后最好用清水清洗外阴。

【治】：以雄鸡一，产撽，□谷之□□□□□□□□□，阴乾而治，多少如鸡，○○○○令大如□□□□□□□□□□药，□其汁渍脯三日。食脯四寸。

【释义】

取一只雄鸡，活着将鸡毛褪净，清洗，放置于阴凉处干燥，阴干后研末，将鸡肉做成肉脯，用□□汁浸泡3天（由于缺字尚未考证是何种液体），每次取食肉脯四寸。

【一曰】：八月取菟蘆實阴乾，干析取其米，冶，以韋裹。到春，以牡鳥卵汁奋（弁），完（丸）如鼠矢，阴乾，□入八完（丸）叔（菽）醬中，以食。

【释义】

菟丝子干燥成熟的种子入药，甘补辛润，性平偏温，平补阴阳，并兼固涩。入肾经，善补阳益阴，固精缩尿，治肾虚阳痿，遗精尿频、带下等；入肝、脾经，善养肝明目、补脾止泻治目暗不明，脾虚泄泻。记载始于《神农本草经》："主续绝伤，补不足，益气力，肥健……久服明目，轻身延年。"其药食同源，现代研究表明，菟丝子具有增强免疫力，改善血液循环等功效。原文介绍在八月时采集菟丝子使其阴干，干后取其种子加以研末，再用皮革包裹起来收藏。等到春天可用雀卵汁（雀卵酸温，可治疗男子阴萎不起，温精多子）和药末掺合制成老鼠屎一样大的药丸，再将药丸阴干，每次取八丸放在豆酱中食用。此二条与上述介绍偏向于治疗的药物有所不同，主要倾向于使用食物类进行食补，并且将其放进日常饮食，更加偏向于养生保健的思想。

【麥】卵：有恒以旦毁鸡卵入酒中，前飲。明飲二，明饮三，有（又）更饮一，明饮二，明饮三，如此【尽】卅二卵，令人强益色美。

【释义】

此为麦卵方，即在清晨将鸡蛋打碎放入酒中，饭前饮用，第一日放入一个鸡蛋，第二日两个鸡蛋，第三日三个鸡蛋，然后按照上述顺序第一日一个，第二日两个，第三日三个，如此反复，直至将 42 个鸡蛋全部吃完。可使人身体强壮补益，长此以往，身体健壮不衰。但根据现代医学研究，生鸡蛋含有部分致病菌，此方是否无害有待一定考证。

【一曰】：□春日鸟卵一，毁投藜糗中，挠（丸）之如大牛戒，食多之善。

【释义】

春天的时候取一个雀卵，打碎后放入炒藜米粉中，制成大牛虻子大小的药丸，多吃有益。此处介绍了用于平时的保健方法。

（三）外用保养方法

【洒】男：□□□□□□□□□□□□□□□三斗，渍梓实一斗五日，以洒男，男强。

【释义】

取某药（因原文缺失并不能确定为何药）三斗，将梓实一斗浸泡入其中五日，用于男子洗浴，可使男子强壮。

【益甘】：□伏靁去滓，以汁肥豖，以食女子，令益甘中美。取牛腮燔治之，□干恒（姜）、菌桂○皆并，□□囊盛之，○以醯渍之，入中。

【释义】

益甘意为增强女性代谢，促进阴道分泌。本条介绍益甘方，以水煮茯苓，去滓，用其煎汁喂养小猪，让妇女食用，可增加妇女的新陈代谢；又取牛角鰓烤炙后研末，再取干姜和菌桂两药研末，和牛角鰓末合并，放置于不知口袋中，泡于醋中。用时取出，放置于妇女阴道中。

《养生方》在对于男女房室养生方面覆盖比较完全，从对房室节制有度，方可达到身心愉悦，强身健体的效果描述，到老年肾虚不起如何保养，最后描述了男女如何饮食进补，外用药物以期达到性功能强盛的方法，对现代房室养生方面仍具有很大的参考意义。

二、《杂疗方》篇房室养生理论及释义

《杂疗方》中对房室养生的描述并不多，主要分为内加及约共同方，内加的外用方，约的外用方。根据学者的考证内加意为促使男性性功能兴奋，约意为促使女性性功能兴奋。由此，下文将分为三部分对原文进行介绍。

（一）男女共用方

> 内加及约：取空壘二斗，父咬且（咀），段之，□□成汁，若美醯二斗渍之。□□□□去其掌。取桃毛二升，入□中挠。取善【布】二尺，渍□中，阴乾，□□□□□□布。即用，用布㧕（揩）揗中身及前，举而去之。

【释义】

该方取空垒二斗，捶打后切碎，做成液状，或用好醋二斗浸泡。除去某种动物（因缺字不详）的脚掌部分。再取桃毛二升放入其中搅拌，制成药液。用时取洁净白布二尺放入其中浸泡，取出阴干，将其放在小腹部摩擦，产生兴奋后拿开。该方男女均可使用，并刺激性兴奋。

> 欲止之，取黍米泔若流水，以洒之。

【释义】

使用淘米的水或者长流水冲洗被药布覆盖的部位，就可以清除刺激。

（二）男子外用方

> 内加：取桂、薑、椒、蕉荚等，皆治，【并】合。以穀汁丸之，以榆□搏之，大【如】□□□臧（藏）筒中，勿令歇。即取入身空（孔）中，举，去之。

【释义】

此为壮阳方取桂（《神农本草经》有"牡桂"和"菌桂"两种，《名医别录》统称为桂）、生姜、花椒、皂荚四药各等量，分别研末混合，掺入煮米的水和揄捏合成药丸，如××一样大小（缺字不详），藏于竹筒内，使药味不外泄。使用时将药丸捏软，填放到肚脐孔处，待勃起后将药丸取走。该方采用辛热之品混合而成，通过外用对脐部的刺激，可助阳气生发，达到壮阳效果使男子勃起。

内加：取穀汁一斗，漬善白布二尺，□□烝（蒸），盡汁，善臧（藏）丣（留）用。用布揾中身，【舉】，去之。

【释义】

煮米水一斗，将洁净白布二尺浸入其中，然后将煮米汁放于容器内，加热蒸发，待白布干燥后即可保存起来备用。使用时，将白布放于腹部擦拭按摩，勃起后取走。

内加：取犬肝，置入蠭（蜂）房，旁令蠭（蜂）口蚕之，閲十餘房。治陵櫡一升，漬美醯一參中，【五】宿，去陵櫡。因取禹熏、□□各三指大最（撮）一，与肝并入醯中，再□□□□□以善絮□□□□□□□盡醯，善臧（藏）筒中，勿令歇。用之以纏中身，舉，【去之】。

【释义】

将狗肝放在蜂房旁，让蜂蜇狗肝，一个蜂房结束换另一个蜂房，需要十数个蜂房依次蜇完才能完成。再用甘遂一升，研末，浸泡于上好的醋中五天，再将甘遂去除。再用伏龙肝和××（缺字不详）各三指大撮，再加入之前处理完成的狗肝，共同放入药醋之中。另取上好的棉絮反复在药醋之中浸泡，晾干，使之完全吸收完药醋为止。此时，将棉絮放入竹筒中收藏备用，切勿使其泄气。待使用时将棉絮取出，缠束在腹部，待勃起后将棉絮取走。

（三）**女子外用方**

約：取蕃石、蕉莢、禹熏三物等，□□□一物，皆冶，并和。爲，为小囊，入前中，如食間，去之。

【释义】

取矾石、皂荚、伏龙肝三药等量，与××（缺字，应为另一药物）共同研末，混合，放入一个小口袋中。使用时放入阴道中，放置一顿饭的时间，然后取出即可。

约：取桂、乾薑各一，蕃石二，蕉【荚】三，皆冶，合。以絲繒裹之，大如指，入前中，智（知）而出之。

【释义】

取干姜、桂各一份，矾石两份，皂荚三份，研末混合，用丝绸包裹，大小如手指，使用时将其送入阴道，待出现感觉后将其拿出（此处感觉指女性情动）。

约：取巴叔（菽）三，蛇牀二，桂、薑各一，蕉荚四，皆冶，并合。以蠠（蜜）若棗膏和，丸之，大如蘈，入前中。及爲，爲小囊裹，以喋前，智（知）而出之。

【释义】

巴豆三份，蛇床子两份，桂、姜各一份，皂荚四份，研末混合。以蜜或枣泥混合制成药丸，如薏苡仁大小，放入阴道内。或用上述药物放入小口袋内刺激前阴部，有感觉后移除。

【约】：取犬骨燔，與蕃石各二，桂、彊（薑）各一，蕉荚三，皆冶，并合。【以棗膏】□□□前，智（知）而出之。

【释义】

把烤炙过的狗骨头与矾石各两份，桂、姜各一份，皂荚三份，研末混合。用枣泥混合制成药丸以刺激（前阴部），待有感觉后移除。

约：取蕃石、桃毛【各】一，巴叔（菽）二，【三】物皆冶，合。以棗膏和，丸【之大】如蘈，入□□□□如孰（熟）食傾，即□□□□□□□□庳中。

【释义】

取矾石、桃毛各一份，巴豆两份，三药研末混合，用枣泥混合制成薏苡仁大小的药丸，塞入（阴道使用），塞入时间为做熟一顿饭的时间。

　　从《养生方》可看出古人在性活动方面已经具有成熟的节制有度的态度，并且提出了房室损伤机体后应如何进补，对于老年性机能下降提出了一定的解决办法，说明在当时性医学已经逐渐趋向于完整。《杂疗方》中提供了外用及内服药物若干，其主要目的都在于增强性机能，说明古人对性活动的态度，并非一味地排斥或纵容态度，与《养生方》对比，《杂疗方》更偏向于让男女在增强性机能的同时，也用药物刺激男女产生更强的性冲动，以达到辅助男女更好地进行性活动。由此可观察到，当时的医学已经认识到，合理的性活动，对于促进人类身体的健康发展具有极大的好处，但同时，偏向于进补方向的方药，也说明了当时的医学同样存在一些局限性。对于《养生方》中提出的一些药物，可能违背现代医学原则，是否可以纳入正常养生的范畴，推广使用，仍需进一步的医学考证。从上述描写中，我们应当积极面对性医学，对于房室问题，要做到节制有度，不可闭口不谈，更不可纵欲，因此，我们应当将房室养生，真正地做到养生，强身健体。

第二篇 学术传承

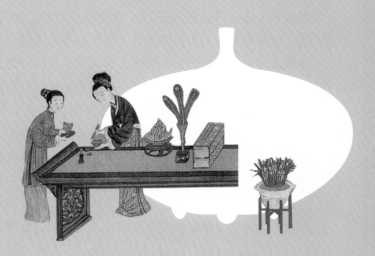

第三章　马王堆房室养生学术价值和传承应用

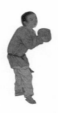

第一节　马王堆房室养生理论的学术价值

马王堆汉墓是 20 世纪中国考古学的重大发现之一，它为深入探究汉代以及更早时期的社会生活、历史、文化和科技提供了关键实物资料。其中，特别引人注目的是众多珍贵文物中的马王堆帛书，尤其是医学典籍，对中国古代医学的理论和实践研究有着重要意义。帛书《养生方》中的"房室养生理论"，凸显在汉代以及更早时期人们对性生活和健康关系的重要认识。这一理论深入探讨了性生活在时机、频率和方式上对健康的影响，强调了适度是维持精气神、延年益寿的关键要素。适度且和谐的性生活被认为对身心健康至关重要，它不仅是保持健康的关键之一，更被视为养生保健的重要组成部分。这一医学思想的核心在于对精气神的保护，同时注重阴阳平衡以及个体差异。这种理念展示了中医"因人制宜"的原则，强调根据个体特征和需求来制订个性化的养生方案。因此，马王堆房室养生理论具有非常重要的学术研究意义，不仅有助于深化对传统医学理念的理解，也为个体健康提供了有益的启示。这一宝贵的医学传统不仅是对健康生活方式的探求，更是对人体生理、心理和社会因素综合影响的深入思考，对当今保健实践和健康管理具有积极的借鉴意义。

一、医学史研究价值

马王堆房室养生理论是古代中国人对性生活与健康之间关系的重要探索，对性医学与养生学的研究提供了宝贵资料，丰富了中国医学史。《十问》《天下至道谈》《合阴阳》专注于性医学领域，而《养生方》《杂疗方》《胎产书》包含了丰富的养生医学内容。"房中术"作为中国古代四大方术之一，强调通过调节性生活来实现养生的目的，马王堆汉墓出土的《合阴阳》和《天下至道谈》是"房中术"的典籍，其中详细描述了所谓的"五欲之征"等概念。《合阴阳》："凡将合陰陽之方，土掫陽，插村（肘）房，抵夜（腋）旁，上竈網，抵領鄉，插拯匡，覆周環，下缺盆，過醴津，陵勃海，上常山，入玄門，御交筋，上歙精神，乃能久視而與天地牟（俸）存。交筋者，玄門中交脈也，爲得操插之，使膲（體）皆樂養（癢），説（悦）澤（懌）以好。雖欲勿爲，作相呴相抱，以次（恣）戲道。"行男女两性交合的方法，从抚摸手部阳谷、腕骨开始，顺着臂肘两旁，抵达腋窝部位，上经臂根，抵达脖颈部位。揭示了古代对性的认知，为了解古代医学实践提供了独特视角，成为中医性医学重要组成部分，对后世发展有深远影响。这一句展现了古代中国早期对性与健康的关注，并展示了中医在性医学领域的开创性地位。这一古老理论不仅突显了中医养生学核心思想，即阴阳平衡和节制原则，而且有助于推动整体医学理论的深入理解。个体化治疗原则在这一理论中体现得尤为明显，要求性生活的频率和方式根据个人的实际情况进行调整，这一观点今天仍具有深远意义。随着全球医疗健康领域对个性化治疗的不断关注，房室养生理论作为一种历史参照，为我们提供了宝贵的文化遗产。这一观念在医学史研究中扮演着重要角色，为古代医学和文化积累了珍贵的资源。同时，这一理论对于现代医学的众多领域，尤其是性医学和养生学的发展，提供了深刻的启示和借鉴。通过深入研究和挖掘房室养生理论，我们不仅能够拓展对古代医学和性医学的认识，也为促进医学体系的理解和协作提供了重要的历史和文化背景。这一古老而深奥的理论激发了我们对于整体健康护理的更深层次思考，为我们开启了一扇通往古代医学智慧的大门，同时也引领我们寻找医学与文化相互融合的新契机。

二、性医学的早期探索

马王堆帛书中的房室养生理论是中国古代医学中的珍贵遗产，被视为中医性医学发展的里程碑之一，对后世产生了深刻影响。这一古老的理论不仅诠释了性生活与健康之间的关系，也为当代社会提供了宝贵的养生智慧。《养生方》中指出，在睡卧后性交，不宜于多汗时进行；要使气血流通、躯体摇动而收敛气息，可使血脉畅通，筋骨轻利。观察八种性交的动作（八动），测知气血的所在；并根据听女方五种声音的状况，察知其性欲高潮是否到来。这种综合运用性技巧，常可使夫妇的性生活满意。《天下至道谈》云："怒而而不大者，肌不至也；大而不坚者，筋不至也；坚而不热者，气不至也。肌不至而用则遹，气不至而用则避，三者皆至，此胃（谓）三脂（诣）。"阴茎勃起而没有达到满意大小是因为气血未能流注于阴部肌肤；阴茎勃起虽达到满意大小，但不坚硬，是因为气血流注于阴部筋脉；阴茎虽坚硬而不温热是因为阳气未能流注阴茎。气血未能流注肌肤，同房就会阳痿，神气不至同房也不能进行。三气全能行至，这就叫三至。三气皆至，才是同房的适宜的时机。

随着时代进步，人们对性健康的关注日益增加，强调对该理论的研究和应用愈发重要。通过对房室养生理论的深入探讨和传承，我们不仅可以丰富文化遗产，还能为现代社会的健康生活方式提供科学指导和实践参考，提升身心健康和生活质量。马王堆帛书中的房室养生理论提醒我们，性教育不仅限于生殖健康传授，更关乎性生活与整体健康的紧密联系。它为现代性健康教育提供了重要理论依据，协助确立正确的性观念，促进性生活与身心健康的和谐发展。房室养生理论中所强调的适度和谐性生活对于减轻压力、改善心理状态至关重要。通过合理的性生活，可以促进内分泌平衡，减轻压力，对心理健康产生积极影响。

《合阴阳》云："戏道："一曰气上面执（热），徐响；二曰乳坚鼻汗，徐抱；三曰舌薄（薄）而滑，徐屯；四曰下汐股湿，徐操；五曰嗌乾咽唾，徐撼（撼），此胃（谓）五欲之徵。"关于嬉戏之道，一是当女子热气上脸时，就徐徐交吻；二是当乳头坚挺，鼻上微汗时，就徐徐拥抱；三是当舌面轻滑时，就徐徐使身体聚合附着；四是当阴下两腿都被浸湿时，就徐徐操持驾驭；五是当其如咽干口燥而不断吞唾液时，就徐徐摇撼，这就叫作五欲的征兆。五欲的征兆都已具备，就可以开始交合，通过学习和实践这一理论，可以不仅保持身体健康，还增进伴侣情感交流，提高幸福感和满足感。结合现代医学研究，尽管房室养生理论源远流长，核心思想与现代医学对性健康的研究相契合。现代医学可通过更精确的科学方法验证和深化该理论，推动传统医学与现代医学相互融合，为人类健康探索更多智慧。

三、养生学理论的创新

在古代社会文化环境下，房室养生理论的形成既是性生活科学管理的探索，也体现了对生命质量的关注和对长寿健康的追求。这一理论为后世养生学提供了重要思想资源。马王堆帛书中的房室养生理论开创性地将性生活纳入养生学范畴，影响深远。《天下至道谈》云："氣有八益，有（又）有七孫（損）。不能用八益去七孫（損），则行年卌而陰氣自半也，五十而起居衰，六十而耳目不蔥（聰）明，七十下枯上涗（脫），陰氣不用，溧泣留（流）出。令之復壯有道，去七孫（損）以振其病，用八益以貳其氣，是故老者復壯，壯（者）不衰。君子居处（處）安樂，飲食次（恣）欲，皮奏（腠）曼密，氣血充贏，身體輕利。疾使內，不能道，產病出汗檽（喘）息，中煩氣亂；弗能治，產內熱；飲藥約（灼）灸以致其氣，服司以輔其外，强用之，不能道，產痤種（腫）囊；氣血充贏，九竅（竅）不道，上下不用，產痤雎（疽），故善用八益、去七孫（損），五病者不作"。

八益：一曰治氣，二曰致沫，三曰智（知）時，四曰畜氣，五曰和沫，六曰竊氣，七曰寺（待）贏，八曰定頃（傾）。七孫（損）：一曰閉，二曰泄，三曰渴（竭），四曰勿，五曰煩，六曰絕，七曰費。七损指的是：一是精道闭塞，二是精气早泄，三是精气短竭，四是阳痿不举，五是心烦意乱，六是陷入绝境，七是急速图快徒然耗费精力。所谓八益：一是调治精气，二是产生津液，三是掌握交合的适宜时机，四是蓄养精气，五是调和阴液，六是聚集精气，七是保持气血盈满，八是防止阳痿。"七损八益"强调了性生活对健康状态的影响，讲求性生活的频率、时间和方式，体现了全面关注健康的思想。此外强调了"节制"对维持身心健康的重要性，警示不当的性行为可能损害健康，呼应了现代医学健康观念。个性化养生方式因其根据体质、年龄、季节等差异调整生活方式的特性而凸显出了对个体的个性化治疗原则的重要性，进而为现代个性化医疗理念的奠基提供了有力支持。这种养生方式的设计融合了中医阴阳五行理论，特别强调了阴阳平衡对于维持身体健康的至关重要性，为性生活科学管理提供了坚实的理论基础。房室养生理论不仅在古代养生学中展示出了创新，而且对于当代健康生活方式也带来了深刻启示。这种理论强调了科学管理与个性化调节的重要性，凸显了全面健康养生理念的必要性。这对于中医养生学内容的丰富和医学发展具有积极的影响，同时也展示了古代养生智慧的深刻价值。综合考虑各方面因素，个性化养生方式的提倡促进了人们在追求健康生活方式时的理性选择，为当代个性化医疗理念的发展提供了有益参考。通过将阴阳平衡等重要因素纳入养生理念，个体可以更有效地调节自身的生活方式以适应不同的需求，实现健康与养生的完美结合。

四、对现代健康理念的启示

房室养生理论强调适度和谐的性生活，与当代健康生活方式理念相契合。这提示人们在物质提升的同时注重精神充实。虽起源于古代中国的马王堆帛书，这一理论深扣养生智慧，对现代健康概念有启示。《天下至道族方》中指出："圣人合男女必有则也""则"即是规律，有节制的性生活，可使人心平气和、健康长寿。当代生活中的快节奏和高压力促使人们更追求健康幸福。房室养生原则为性健康和整体管理提供关键参考。强调适度性生活，应对当今普遍的性健康问题。过度或不当行为或许引发身心障碍。借鉴该理论，规范健康性行为能提升性健康水平，减少风险。《天下至道谈》以"天下至道"为核心，强调了房室养生保健的重要性，个体化养生观念为现代个性化管理提供重要指引。所谓"天下至道"，即高深的养生之道，实质上是属于房室生活中的养生之道。调整性生活的频率和方式可以根据各种不同因素进行合理安排，以满足养生和治疗的需要。传统观念认为性生活与整体健康密不可分，因此性行为在身心健康中扮演着重要的角色。通过推广房室养生理论，我们可以促进性健康教育的发展，引导人们建立起健康的性观念，从而提升生活质量，有益于整体健康的改善。古代智慧中关于房室养生的理论为现代健康观念提供了有益的指引，帮助我们更好地保持身心的平衡与幸福。正确认识并理解性行为对身体和心理健康的积极影响，有助于我们建立更为健康和积极的生活方式。性生活不仅可以追求快感和满足，更应该被视作一种有助于促进整体身心健康的行为。通过合理安排性生活，我们能够更好地调节身心状态，增强免疫力，缓解压力和焦虑，促进健康的激素分泌，有助于改善睡眠质量，增强自信心，以及增进亲密关系。性生活的积极影响不仅体现在身体层面，也体现在改善心理健康、缓解情绪问题和增进人际关系方面。因此，通过将房室养生理论融入现代健康观念中，我们可以更好地引导人们重视性生活对整体健康的积极影响，从而建立更加全面的健康观念，提升生活质量，实现身心的和谐与幸福。这种综合的理念不仅有助于个人的健康，也有利于社会健康的推动，为人们创造更加美好的生活。

第二节　后代医家对马王堆房室养生理论的传承发展

房室，是指男女之间的性生活，又称房中、房帏、入房、合阴阳等。《孟子》中云："食色，性也。"《礼记·礼运》中亦云："饮食男女，人之大欲存焉。"可见性行为既是人类的一种本能，也是人类得以繁衍生息的必要手段，是人类生活的重要内容之一。同时古人亦认识到房室要有一定的节制，过度频繁的性生活也会损害人类健康，《素问·上古天真论篇》就把"不妄作劳"和"饮食有节""起居有常"视为同等重要，认为房劳与饮食不节、起居失常一样，都可以引起"半百而衰"，故房中之事，能杀人，能生人，知能用者，可以养生；不能用之者，立可致死。因此，历代养生学家和医学家一向重视房室的养生研究，并称之为"房室养生术"。

一、历史沿革

最早提出房室养生学理论的人，当推春秋时期的老子。《老子》云："含德之厚，比于赤子……未知牝牡之合而峻作，精之至也；终日号而不嗄，和之至也。知和曰常，知常曰明，益生曰祥，心使气曰强，物壮则老，谓之不道，不道早已。"这段话的大意是：婴儿无知无欲，无畏无惧，此时所含元精最充足，故虽不知道性交之事，而生殖器却常常勃起。婴儿终日号哭而音不嘶哑，也是因为极度地平和无欲从而精气不耗。而贪图性欲就耗费精气，人从成长到壮大，因耗精而衰老，这就不是养生之道。老子在这里精辟地提出了节欲保精是房室养生的根本观点，这一观点揭示了人体生命的实质，成为几千年来中国房室养生学的理论源泉，后世养生学虽有种种理论、观点和方法，但在惜精节欲这一点上，都以其为宗旨。

《吕氏春秋》中有"情欲"的专论，阐述了情欲当节制，过之则伤人的道理，并认为"知早涩精不竭"。

《黄帝内经》中也记载了许多有关房室养生的问题。如在《素问·上古天真论篇》记载"今时之人不然也，以酒为浆，以妄为常，醉以入房，以欲竭其精，以耗散其真，不知持满，不时御神，务快其心，逆于生乐，起居无节，故半百而衰也。"此外，书中还精辟地阐述了一些有关两性生理学的知识，如女子二七月经来潮，三七发育成熟，七七则月经断绝，男子二八开始泄精，三八发育成熟，八八性机能衰萎，当然对于"肾气有余"之人，尽管年已百数，仍能生子也。

长沙马王堆三号汉墓出土的竹木简医书中，《养生方》《合阴阳》《十问》《天下至道谈》等都涉及性养生领域。如《天下至道谈》中的"七损""八益"之说是对我国房室养生学理论的重大贡献。所谓"七损"乃"闭、泄、竭、勿、烦、绝、费"，"八益"乃"治气、致沫、知时、蓄气、和沫、积气、持赢、定顷"。而《养生方》中还有性生活体位及姿势的记载，名曰"十节"。

自汉末至隋唐可谓是房室养生的发展和持续时期。此时由于北方各民族的融入、佛教的传入、道教的兴旺，房室养生之学空前发展。汉代张仲景在《金匮要略》中指出"房室勿令竭乏"，也体现了古代房室养生的学术思想。东晋葛洪还提出了"唯有得其节室之和，可以不损"的论点。唐代孙思邈《备急千金要方》总结了"五侯之官，美女兼千，卿士之家，侍妾数百，昼则以醇酒淋其骨髓，夜则房室输其血气，耳听淫声，目乐邪色"，当是少百岁之人的原因，并提出了"苟能节室其宜适，抑扬其通塞者，可以增寿"。

自唐以后，由于受程朱理学宣传封建道德观的影响，对中医房室养生的研究者寥落无几，我国对房室医学的研究直趋衰落，只是在宫廷帝王、贵族大臣中有所秘传。这一时期房室养生的主要特点是针对子嗣优生的研究，诸如"转女为男"，以及如何生男、生女等问题。分析其衰落的原因，一方面，房室仅因子嗣延续和疾病治疗而涉及；另一方面，房室被不断地进行异化、变形，以致失去了其本来的质朴面目，产生了许多变态的性现象，如某些道教方术中的"阴阳双修""采阴补阳"等，丑化了房室养生的目的，为主流学者所不屑。

房室养生是中国传统文化中重要的组成部分。近年随着中医学术振兴，中医养生学和性医学也日益受到重视，中医房室养生学必定能以自身的特色为人类的养生、优生等方面作出贡献。

二、操作方法

男女交合，是阴阳和合之常，阴阳不交则易生疾病，无益人寿；但放情纵欲，每损人寿命，不利健康。元代医学家李鹏飞告诫云："欲不可绝，欲不可早，欲不可纵，欲不可强。"这个准则作为房室养生的准则，至今仍有实用价值。

（一）性前嬉

完美的性生活离不开性生活前的爱抚和嬉戏，爱抚是性和谐、性满足的前提，正确的爱抚能增进男女双方的感情。

爱抚的方式是多样的，古人称为"戏道"。《素女经》中云："欲合之道，在于定气、安心、和志，三气皆致至，神明统归。"所谓定气、安心，即在房室前宁心安神，泰然稳持，避免烦躁慌张、忧愤妒忌、愤怒郁闷等情绪。所谓和志，即男女感召，配合默契，情意合同，互相激发。《玉房指要》："凡御女之道，务欲先徐徐嬉戏使神和意感，良久乃可交接……交接之道，无复他奇，但当从容安徐，以和为贵，玩其丹田，求其口实，深按小摇，以致其气。"大意是讲：经过爱抚，使得两个人情绪和谐，性欲感动而兴奋，爱抚的动作宜从容安详，态度和蔼，轻轻触摸对方脐下3寸的丹田，再相互拥抱、亲吻，吸吮女性口中的津液，唤起对方的兴奋，之后才能进行交合。这相当于现代性医学所说的"性准备""性爱抚"

阶段。

中国古代性爱方法甚为重视这些动作和措施，认为性交前务必先有舒缓轻柔和有序的相互爱抚嬉戏阶段。《合阴阳方》中就认为性前嬉是为了达到"四至"和"五欲"，即：男子阴茎呈现充备、勃起、坚挺、久而发热的4种征象，女子产生面颈红晕发热、乳房隆实、口津润滑、女阴流液、咽干咽唾等5种性欲感动征象。在双方分别达到"四至""五欲"后，再正式性交定能气血舒畅，性爱欲望更易得到满足。这种性交前的"戏道"，既不违背人之常情，又可益寿延年。

（二）**房室的时间与方向选择**

《洞玄子》云："夫妇行房，春季头宜朝东，夏朝南，秋朝西，冬朝北；单日有益，双日有损；从半夜到中午有益，从午时后到半夜前受损。"此论涉及阴阳五行、人体生物钟、医学气候学、天干地支等学科，科学性有待进一步论证。

古人认为晚上行房最为合适，凌晨3时以后不宜再行房，此即所谓的"忌五更之色"，因为此时行房，不利于体力的恢复，进而影响身体健康和当日的工作学习。但国外研究者认为，房室的最佳时间是早晨，此时雄激素分泌达最高峰，精力最充沛，房室可获得更大乐趣。其实，现代人的生活方式早已不再是"日出而作，日落而归"的传统模式了，故房室的时间需视具体情况而对待，即使安排在午睡的时间也无可厚非，拉上窗帘后，在居室温馨的光照下更利于视觉器官接受异性的刺激，引起性冲动，达到性和谐。

（三）**房室的环境**

古人认为，房室之地当避大寒大热，大风大雨，此天忌也；醉饱，喜怒，忧愁，恐惧，此人忌也；山川，神祇，社稷，井灶之处，此地忌也。房室当避此三忌，做到天时地利人和而行之。《妇人规》云："寝室交合之所，亦最当知宜忌。"

人类的性行为有别于动物，受复杂的心理活动支配，受社会道德规范的制约，对性环境有一定的要求。夫妻性生活不仅是肉体的接触，而且是一种心灵的沟通。特别是性生活的序曲——性兴奋，可以在一个良好的环境，通过触觉、视觉、听觉、嗅觉来感受性的刺激。如果没有一个良好性生活的环境，必然会造成心理障碍，降低性欲，影响性生活质量，甚至会造成性生活失败。

性生活的环境没有固定的模式和严格的要求，但性交场所幽静是基本条件，如果居室温馨凉爽、光线柔和朦胧则更为理想。若配偶精神振奋、精力充沛、情话绵绵、香水淡雅、内衣悦目，便更能触景生情，激发性欲，促进性兴奋，使性生活高质量完成。由于女性的性欲表现比较含蓄、被动、缓慢，所以比男性更容易受外界的影响，对性环境的要求比男性更高。在不良的环境过性生活的女性，多数不会达到性高潮。因此，为了使性生活和谐，共同达到性满足，必须创造一个良好的性交环境。

（四）体位与方法

性交不仅是一门具体的靠直觉和灵感的生活艺术，从更深刻的意义上说，只有采取合理的体位与方法进行性交，才能更好地体验到性爱的乐趣，从而达到养生的目的。从古代中医性学文献研究来看，男女性交的姿势多达18种，而最为普遍的有4种。每种方式各有利弊，人们可以在实践中选择更理想、更适合自己身体条件和性满足感的体位与方法，也可以在一次性交过程中由一种体位变换到另一种体位来达到身心愉悦的目的。

常用的性生活体位有以下4种。

1. 男上女下式　女仰卧，男俯卧，这是采取最多的性生活体位，西方社会称之为传教士位。西方社会认为这是最传统的、最符合严格宗教要求的正式性交体位，而其他体位一律斥之为大逆不道。此种体位的优点是符合男女生殖器官的生理构造特点，比较能够顺利地实现男女之间的交合。这种姿势也符合中国古代自然哲学的观念，即阳在上，主动，阴在下，主静。男上位容易发挥男性主动的特性，从而使性交活动由男性主动积极地实施；女在下，要求女性只需相应的配合即可。这种体位对体质柔弱的女性更为适宜。

2. 女上男下式　又称女上位。女上位的目的是发挥女方在性生活中的主观能动性，并且在很大程度上可以由女方来控制性活动的进程，特别是对于性欲超常的女性，更富于刺激性的女上式可能更易于使她们得到满足。女上式使子宫下降、阴道口变宽，所以，即使是阴茎短小的男性也能给女性带来强烈的刺激。但本式不利于对阴蒂的直接刺激。当女性的会阴口太靠后方，或身体过于庞大笨重时，或女性缺乏经验时，女上式也会带来插入困难问题。女上式可以让男方同样感受到强烈的高潮乐趣，且能减少男性体力的付出，有助于延长男性的射精时间。

3. 侧位式　这种方式十分舒适，因为性生活时双方的重量大部分压在床上，互相负重都很轻，不会感到劳累，双方骨盆向各个方向的活动都不大容易受到限制，特别是对于女性，可以自由活动，掌握节奏。侧位式还有利于男方对射精的控制，以及可以用手来刺激女性乳房、阴阜及阴蒂等部位。此式对妊娠期尤为有利，能够有效避免对胎儿的压迫。

4. 后进入式　指男子面向女子的背部，从后面插入的一种体位。除了人之外的所有哺乳动物都只能采用这一种姿势完成性交。此式除了带来变异因素的乐趣之外，多数情况下方便用手来对阴蒂进行直接刺激，同时也对阴道区域造成更紧密的触动和更大的压力。假如双方都很胖，采用后进入式更加适宜。这种方式也适用于妊娠期。缺点是插入不完全，常使双方都感到生理上的紧张，不像面对面时双方能够亲密无间地进行拥抱和爱抚。另外由于阴道入口是由下而上，与阴茎方向相反，后进入式会造成插入困难，但一旦插入对阴道的刺激也会很强烈。

（五）动作要轻柔和缓

《养生方》指出："必徐以久，必微以持，如已不已，女乃大合。"意思是性生活时动作宜徐缓轻柔，互相体贴配合，方使性高潮持续较久，双方都获得极大的性满足。

（六）节欲保精

房室活动虽是人体正常的生理需求，但切不可纵欲无度，尤其是体质虚弱的人和老年人。研究表明，男子在 50 岁左右，睾丸会出现退行性变化而逐步萎缩，此时重量减轻，体积变小，硬度降低，精子的生成功能、雄激素的合成能力也在逐步降低。女性更年期前后，性器官开始退化，输卵管黏膜皱襞变短变细，子宫内膜萎缩，子宫体积变小，阴道的扩展性能降低、皱襞消失、分泌物减少，外阴的脂肪和弹力组织消失，外阴干燥。性器官的退化和萎缩给老年人的性生活造成了困难，因此性行为应有所节制，过度的性生活，可导致人体免疫力下降，加重原有疾病，导致早衰。

因此，性生活应随年龄的增长而适当减少。《医心方》云："年二十，常二日一施；三十，三日一施；四十，四日一施；五十，五日一施；所过六十以去，勿复施泻。"而唐代名医孙思邈则认为："人年二十者，四日一泄；三十者，八日一泄；四十者，十六日一泄；五十者，二十日一泄；年六十者，即毕闭精，勿复再施也。若体力犹壮者，一月一泄。"实际上房室频率不应有统一标准，因人而异，各不相同。新婚燕尔房室可较频，婚后数月一般每周2—3次，随着年龄增长会逐步减少到1—2周1次，身体较弱者次数更少。夫妻久别重逢房室频率增加乃人之常情，但应适当节制。总之房室应以不感到疲劳为度。

（七）身心和谐

和谐是中国传统文化的精髓，男女性事中的身心和谐也是房室养生的精髓，只有和谐的两性生活才有益于身心健康。人类性生活不单纯是一种生理活动过程，而且也具有丰富的情感内涵。因此，性生活的和谐应以夫妻恩爱为基础，而和谐的夫妻生活，又促进彼此感情更加融洽，从而使夫妻双方精神愉悦，气血调畅。反之，夫妇反目，性生活不谐，心情忧郁，则会食不甘味，寝不安枕，影响健康，甚至导致各种疾病。因此，著名医家张景岳在系统总结明代以前医家和房中家有关房中理论和学说的基础上，认为有助于身心健康的房室之道最关键因素在于"合"，他说："阴阳之道，合则聚，不合则离，合则成，不合则败。天道，人事，莫不由之，而尤于斯道为最。"所谓"合"，即是男女的两性生活必须是包括情感、身体在内的多方面的协调配合达到水乳交融、和谐一致。夫妻双方只有在相互尊重、相互信任、相互体贴、相互忠诚、相互关心的基础上达到感情的升华，才能使婚姻生活更加美满幸福，从而有益于身心健康。

三、适宜人群

（一）房室生活的开始年龄

房室养生的适宜人群当然是指能够进行性生活的人群，但也不是说有了性生活能力的人就能够进行性生活，这主要是针对少年人而言的。《褚氏遗书》里记述了这样一件事：建平孝王妃姬很多却无子嗣，孝王又选了尚未成年的民家子女入宫，也未生子。他问褚澄原因何在？褚澄指出，男女结合，一定要男女都发育成熟，必定要男子 30 岁、女子 20 岁以后才可婚育。因为此时男女的阳精和阴血发育完备充实，结婚后才能顺利受孕，且孕育之子禀赋强壮。这个事实说明性生活不能过早，性生活过早不但有损健康，而且还将影响生育。

国外学者在研究优生学时也认识到优生与其父母的年龄有很大关系。他们搜集了两千多名世界各国的天才人物（其中包括科学家、哲学家、艺术家、诗人、学者等）出生时父母的年龄，得出的结论是，当父亲的年龄在 30 岁以上，母亲的年龄在 20 岁以上时，生下的孩子最容易成才。这是因为智力的遗传大多来自父亲，而 30 岁以上的父亲正是智力成熟的时期，年轻的母亲则给婴儿在母腹中的生长发育创造了良好的条件。这项研究的发现，正好说明了早在我国古代就提出的"男子必三十而娶，女子必二十而嫁"观点的先进性和科学性。

（二）房室生活的最大年龄

老年夫妇和青年夫妇一样有性欲望和性行为，特别是对于健康状况较好的老年人来说，年龄的增大并不意味着性欲的必然减退和获得性高潮能力的丧失。有些人认为，性纯粹是年轻人的事，这是一种误解。美国杜库大学对年龄 66—71 岁的 200 多名老年男子调查发现，其中对性生活有兴趣的占 70％，有强烈兴趣的占 10％。我国部分城市的调查也证实，60—70 岁老人之间，男性有性需求的占 87％，女性占 48％。

研究表明，适度的性活动可以满足老年人生理和心理上的需求，有利于消除老年人的负性心理。躯体的、社会的因素往往使老年人产生失落感、孤独感、被遗弃感等负性心理，在这种情况下，老年人特别希望得到他人所给予的爱和关怀，适度的性生活则在生理和心理上体现了老夫老妻之间的这种爱和关怀，从而有助于驱除负性心理。性生活时呼吸加快、心率增加、血管扩张、心脏泵血能力增加，这对改善血液循环、促进新陈代谢都有一定益处，同时也使肢体、关节、骨盆、肌肉、脊柱等活动增加，得到了锻炼。适度的性生活还有利于增强自信心，增加青春活力。因此我们认为，对老年人性生活的年龄并没有限制，只要身体条件许可，保持适度的性生活，特别是有一定质量的性生活，往往会使老年人从中得到良好的心理感觉，对于提高老年人晚年生活质量及老年人的健康长寿十分重要。

另外，对于老年人欲性交，但阴茎不能勃起时，亦可改用其他的性爱方式，如按摩、拥抱、亲吻、说悄悄话等，要切记性的方式不唯在肉体的接触，而应是多种多样的。

四、禁忌

（一）酒后不宜行房

不少人认为酒能助兴，常在酒后行房，这样做不但不利于性生活的和谐，而且还会伤害身体。孙思邈在其《备急千金要方》一书中指出："醉不可以接房，醉饱交接，小者令人面奸、咳喘，不幸伤绝脉脏损命。"酒后入房，房室难以自制，必欲竭其精而后快，致使恣欲无度，肾精耗散过多，对五脏均有损害。现代研究证明，酒中所含的酒精是一种中枢神经系统的抑制剂，过量饮酒能抑制体内雄激素的代谢合成，使睾酮含量降低，兴奋受到干扰，性功能受到抑制。不但如此，长期大量饮酒的男子可出现慢性酒精中毒性睾丸萎缩。

（二）饱食不久不宜行房

饱食后，人体血液相对集中在肠胃等消化系统，此时应适当休息，一方面有利于消化吸收；另一方面，此时大脑、心脏等供血减少，强行房室，则"心有余而力不足"，会导致头昏头晕、心慌等不适，而且食物仍停留在胃中，性交时双方身体的压磨还可能引起胃痛、呕吐等情况。

（三）带病行房须谨慎

房室宜在身体健康无病，精力充沛的情况下进行。患病时行房，不但不利于疾病的康复，而且还会使疾病加重。病后不久或远行始归，人的体力尚未恢复，如果再急于行房就会倍受损害，更不利于健康。《欲有所忌》指出，"远行疲乏入房，为五劳虚损"，"时病未复，犯者舌出数寸死"。《医心方》引《玉房秘诀》语云："劳倦重担，志气未定，以合阴阳，筋腰苦痛，以是生子必残废。"又云："大醉之子必痴狂，劳倦之子必夭伤。"

当然，这也不能一概而论。正常和适宜的性生活对于病情轻而且自我感觉良好的中老年心血管疾病患者，并无多大妨碍。有的专家甚至还认为，在病情稳定的情况下适度的性生活能增进夫妻感情，给患者精神上带来舒畅，情绪上保持稳定，有利于病体康复。但由于性生活时交感神经兴奋，肾上腺素分泌增加，血管收缩，会出现血压增高，心率增快，心肌耗氧量增加，心脏负担加重，故次数不能过频，动作不能剧烈，以免发生意外。严重的心血管疾病患者，其心脏功能已失去代偿能力，故应禁止性生活。民间所说的"马上风"，通常就是心血管疾病患者在行房时发生的意外。

Ⅰ期且无自觉症状的高血压患者可以与正常人一样过性生活。中等程度的高血压患者应当节制性生活，并注意在性生活中尽量放松精神。如果高血压病情较重，或并发动脉粥样硬化，或近期发生过心脑血管意外者，一般应暂停或禁止性生活。

五、注意事项

(一) 注意房室卫生

重视房室前后的清洁卫生有利于双方身体健康。行房前，至少要用温水洗净双手、外阴和肛门，这样可以减少和避免因房室而造成的某些疾病的感染和传染。包皮过长者，需要将包皮翻洗干净，否则包皮垢可以通过性交进入女性生殖器中。包皮垢有致癌作用，所以凡包皮过长者，应该尽早做包皮环状切除手术。有条件的话，最好在睡前淋浴，换上干净的衣服，并且保持床单、枕巾、被褥的清洁卫生。房室后，双方再用温水将外阴及包皮清洗干净。

除了重视生殖器官的清洁卫生外，还应注意心理上的卫生。在性生活中要保持乐观的情绪，愉快的精神。老年人的性功能是随着年龄的增大而相对减退的，故不必为此而精神紧张、恐惧和烦恼，也不必为性交不射精而苦恼，只要性交在达到一定快感后结束，同样可以得到性满足。老年人在生活上保持清心寡欲、心情开朗、情绪舒畅，适当参加有益于身心的气功、书画、养鸟、种花等活动，保持夫妻间的恩爱关系，可有利于性功能保养，并能延缓衰老，延年益寿。

(二) 注意妇女"四期"，节制房室

妇女在月经期、妊娠期、产褥期、哺乳期这四期中，应节制房室。

第一，月经期。月经期子宫内膜生理性剥脱出血，形成新鲜创面，抵抗外界侵袭能力下降，如进行性交，会将阴道、子宫颈部的血性分泌物及各种细菌带入宫腔，诱发子宫内膜炎、输卵管炎、卵巢炎、阴道炎、宫颈炎等。月经期盆腔充血，行房室可使月经量增多，经期延长，甚至造成崩漏。经期行房，还可能诱发女性产生抗精子抗体，造成免疫性不孕症。因此，月经期应节制性欲，不要行房。

第二，妊娠期。妊娠头 3 个月内行房，可刺激子宫收缩而引发流产，多次流产则会造成习惯性流产。妊娠后期，胎儿已成熟，性交时压迫腹部，易诱发宫缩，促使早产。若羊水早破，会造成胎儿窒息死亡，并可能影响整个产程，形成滞产、胎盘早剥、宫内出血或产后大出血。因此，为了母婴安全，妊娠初期和末期应禁止性生活，妊娠中期也要节制性生活，并最好改变男上女下的性交体位，以侧卧为主，性交动作应轻柔，时间不宜过长。

第三，产褥期。产褥期是指妇女分娩后 6—8 周的时间。由于分娩时大量出血，产程中又用力过度，致使产妇身体极为虚弱，抵抗力下降，需较长时间调养才能恢复正常。产后宫颈口较松，性生活时容易将细菌带入妇女生殖道，诱发感染等，因此产褥期不宜过性生活。

第四，哺乳期。乳汁乃母体气血所化，如乳母体弱多病，性生活过度，则影响乳汁化生，可致乳汁不足，影响婴儿的生长发育。因此，哺乳期要克制性欲，减少性生活次数。另外，有人认为哺乳期不来月经就不会怀孕，因而在哺乳期性生活时不避孕，这种方法并不安全。研究表明，产后 25 天的哺乳妇女的阴道上皮细胞已修复，卵巢周期亦已恢复，因而可出现卵巢的低潮周期或隐性周期，以致有些人已经怀孕了还不知道，民间称其为"暗胎"。因此，哺乳期进行性生活仍要采取避孕措施。

（三）注意饮食营养

肾为先天之本，脾为后天之本，人体的先天之精需要通过后天的培补才能充盈。而后天的培补，主要是通过脾胃的消化作用来实现的，也就是说通过饮食来摄取人体所必需的能量和营养，因此应及时补充因性交所失去的能量与营养物质，借以恢复体力。饮食中首先应注意补充一些有助于提高身体机能的滋补类食物，如精猪肉、牛肉、骨髓、猪肾、鸡蛋、鸡肉、栗子、大枣、甲鱼、山药、韭菜等，同时还要注意补充能够健脾开胃的食物，以促进脾胃的消化吸收功能，如茯苓、山楂、萝卜等。

中医养生学认为，饮食得当与否对人体的性功能有重要影响。如古人云："嗜食醇酒厚味，酿生湿热，流注下焦，扰动精室，则遗精。嗜食辣肥甘，损伤脾胃，运化失常，湿热下注致阳事不举。"这里的遗精、阳事不举均是饮食物不当所产生的性功能障碍。所以，为了保护性功能的正常，还要注意不要嗜食肥甘厚味及过于辛辣的饮食。

六、现代研究

诸多研究证明，适当的性生活对男女双方的身心健康有积极的影响。适度的性活动可以满足人体生理和心理上的需求，促进人的感知、记忆、想象和思维等活动，对保持身心健康有着十分重要的意义。在生理和心理上体现了夫妻之间的爱和关怀，从而有助于驱除负性心理。还可以改善血液循环，促进新陈代谢，同时也使肢体、关节、骨盆、肌肉、脊柱等活动增加，得到了锻炼。最后还有利于增强自信心。

第四章　马王堆房室养生与现代学科构建

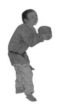

第一节　马王堆房室养生学与现代性生理学

　　马王堆养生的核心概念之一是"养生"，涵盖了旨在促进身体、心理和精神健康的广泛实践。这些做法包括饮食建议、气功和太极拳等体育锻炼、冥想和中药的使用。马王堆书籍中还强调了与宇宙自然节奏和谐相处的重要性，并使自己的生活方式适应季节变化。此外，"气"的概念是马王堆养生的核心，因为它被认为沿着经络流经身体，影响整体健康和福祉。马王堆养生的原则和实践与某些现代生理概念有着有趣的相似之处。例如，强调均衡营养和食用天然、未加工食品与促进整体健康的当代饮食建议相一致。此外，马王堆养生中对身心锻炼和减压的关注，与现代人对压力影响生理功能的理解产生了共鸣，包括自主神经系统和下丘脑-垂体-性腺轴在身体压力反应中的作用。

　　气功练习涉及协调的身体运动、呼吸调节和冥想，一直是科学研究的主题，已证明其对心血管健康、免疫功能和心理健康的潜在益处。中医中的"气"，虽然不能直接等同于现代生理学中的任何一个概念，但可能与生物能量和生理过程的调节有关。马王堆养生与现代生理学原理之间的联系，为中医药与现代科学的进一步研究与合作开辟了令人振奋的可能性。通过将马王堆养生的古老智慧与当代生理知识相结合，我们可以对整体健康方法获得新的见解。这种跨学科方法还可以为利用传统和现代医疗系统优势的补充和替代医疗干预措施的发展提供信息。

总之，马王堆房室养生学与现代性生理学的研究为弥合中国古代房室健康实践与现代人类生理学科学观点之间的鸿沟提供了宝贵的机会。通过研究历史背景、关键概念以及与现代生理学原理的潜在联系，我们可以更深入地了解传统房室健康保护实践在当代世界中继续发挥作用的方式。

一、现代性生理学的研究

性生理学是生殖医学的基础学科之一，主要研究人体从性不成熟到性成熟的发展过程及性成熟后人体相关的性活动和生理、心理变化机制。性活动与下丘脑-垂体-性腺轴的活动及其他内分泌腺激素的作用直接相关。性生理学可以从性别、性欲、性行为、性心理障碍、性功能障碍等多方面来进行研究。

性成熟过程主要发生在青春发育期，这个时期机体在生长、发育、代谢、内分泌功能及心理状态诸方面均发生显著变化。女孩的青春期通常开始于9—11岁，比男孩早两年。进入青春期后，身高增长的速度明显加快，出现自出生后的第二次生长"突增期"。青春期男孩身高每年可增长7—9厘米，最多可达10—12厘米，整个青春期平均增长28厘米；青春期女孩身高每年可增长5—7厘米，最多可达9—10厘米，整个青春期平均增长25厘米。促进青春期生长的激素，在女性以雌二醇为主，男性则以睾酮的作用最为重要。

男孩进入青春期开始出现的变化主要是睾丸体积增大，睾丸间质细胞分泌睾酮增加，阴茎、阴囊、前列腺等附属性器官快速生长。女孩进入青春期后，卵巢体积增大，并有卵泡发育，卵巢开始分泌雌激素；在雌激素的作用下，子宫体增大，阴道长度也由青春前期的8厘米增加到月经初潮时的11厘米，大、小阴唇及阴蒂均开始发育。月经初潮时一般为无排卵性月经，半年至一年半后开始有排卵，但黄体期常很短。

青春期男孩、女孩在性激素作用下出现与性别有关的第二性征。男性表现为长出胡须、腋毛和阴毛，喉结突出，骨骼粗大，声音低沉等；女性表现为乳房开始发育，乳晕开始大，骨盆宽大，皮下脂肪丰富，嗓音尖细，腋毛和阴毛相继长出等。在生理状态下，女性在1.5—6年内完成第二性征发育，平均 4.2 年；男性为 2—4.5 年，平均 3.5 年。

二、马王堆房室养生与男性睾丸生理功能

男性的主性器官是睾丸，睾丸实质主要由 100—200 个睾丸小叶组成，睾丸小叶内有曲细精管与间质细胞，前者主要是生成精子，后者则具有内分泌功能，可分泌雄激素。

睾丸小叶主要由曲细精管和间质细胞构成。曲细精管是精子发生和发育成熟的场所，其上皮由生精细胞和支持细胞构成。原始的生精细胞即精原细胞经过一系列分裂，发育为成熟精子的过程称为生精。支持细胞在精子的发育过程中起到辅助作用，支持细胞基底膜间的紧密连接形成了血睾屏障，对各级生精细胞起着保护与支持作用。

睾丸的支持细胞与间质细胞具有内分泌功能。间质细胞分泌雄激素，主要是睾酮；支持细胞分泌抑制素。20—50 岁的正常男子每天分泌 4—9 毫克睾酮，睾酮入血后 98 ％ 的睾酮与血浆蛋白结合，只有 2 ％ 的睾酮以游离形式存在，游离睾酮才有生物学活性。睾酮主要在肝脏灭活，以 17 -酮类固醇形式由尿排出，少量经粪便排出。血浆中少量的睾酮在外周组织，如脑、皮肤、脂肪组织和肝脏，还可被转变为雌激素。睾酮的主要生理作用如下：①促进男性生殖器官的生长发育，促进男性第二性征的出现并维持其正常状态。②维持生精。游离睾酮或双氢睾酮与生精细胞的睾酮受体结合，促进精子的生成。③维持性欲。睾酮或双氢睾酮作用于大脑和下丘脑，引起促性腺激素和性行为的改变。④对代谢的影响。促进蛋白质合成，尤其是促进肌肉及生殖器官的蛋白质合成；刺激肾脏合成促红细胞生成素、促进红细胞的生成；类似肾上腺皮质激素作用，使水钠潴留；促进骨骼生长、使钙、磷沉积增加。

抑制素是睾丸支持细胞分泌的肽类激素，由 α 和 β 两个亚单位组成，相对分子质量为 31 000—32 000。抑制素对垂体卵泡刺激素的合成与分泌有很强的抑制作用，而生理剂量的抑制素对黄体生成素的分泌却无明显的影响。

睾丸的功能受下丘脑-垂体-睾丸轴的调节。下丘脑、垂体分泌的激素可调节睾丸的功能。睾丸产生的雄激素和抑制素又通过负反馈影响下丘

脑、垂体相关激素的分泌。

从青春期开始，下丘脑以脉冲方式分泌促性腺激素释放激素，经垂体门脉系统到达垂体，促性腺激素释放激素与靶细胞膜受体结合，经细胞内第二信使介导，使垂体分泌卵泡刺激素和黄体生成素。卵泡刺激素与支持细胞的相应受体结合，使其分泌促精子生成的各种物质；同时，黄体生成素通过睾丸间质细胞上的黄体生成素受体，促进睾酮的合成，进而维持精子的生成。睾酮的分泌量与黄体生成素的浓度成正比。持续不间断的促性腺激素释放激素分泌，可导致其受体数量下调，使垂体细胞对促性腺激素释放激素的敏感性下降，促性腺激素分泌减少。

临床发现，当曲细精管无精子生成时，血中卵泡刺激素水平升高；精子生成加速时，卵泡刺激素水平下降。这是抑制素对垂体卵泡刺激素分泌的负反馈作用。血中游离睾酮作用于下丘脑和垂体，影响促性腺激素释放激素和黄体生成素的分泌，对卵泡刺激素的分泌无抑制作用。通过睾酮的负反馈作用，使血中睾酮的含量维持相对稳定。睾丸曲细精管的支持细胞存在芳香化酶，可将睾酮转化为雌二醇，其与间质细胞中的雌二醇受体结合，抑制脱氧核糖核酸合成使睾酮的合成减少，因此支持细胞通过影响睾酮分泌，实现了对下丘脑-垂体的反馈调节作用。卵泡刺激素和黄体生成素对生精过程均有调节作用。黄体生成素的作用是通过睾酮来实现。目前认为卵泡刺激素可启动生精过程，睾酮则维持生精过程。

古人已注意到环境、季节、气候对人体健康的影响。"君若欲寿，则察天地之道，天气月尽月盈，故能长生。地气岁有寒暑，险易相取，故地久而不腐，君若察天地之情而行之以身，有征可智闻，虽圣人非其所能，唯道者智之，天地之至精，生于无征，长于无形，成于无体，得者寿长，失者死。"（《十问》）强调人要维持正常的生命活动，健康长寿，就必须与天地相适应。要适应自然，掌握自然界的客观规律，方可达到长寿的目的。饮食有节是养生学的一个重要内容，《养生方》在饮食方面有以下两点认识。一是据时调节饮食。随着一年四季气候的变化，饮食亦当随之而变。《养生方》中明确提出了四时饮食的禁忌，夏避温热，冬避寒凉。又云："食者，胥卧而成者也。"即指临睡时多食肥甘肉类食物而致疾者。它还阐明了夜半而食，食以化气，卧以养精的道理。夜半饮食，可以内实外平，强壮身体，此论尚待进一步研究。二是调节饮食五味。人体之气血、津液、精神无不是饮食五味所生。五味适当，可滋养脏腑，益寿延年。《十问》对调节饮食五味作了精确的论述，提出"酒食五味，以志治氣。目明耳蔥（聰），被（皮）革有光，百脉充盈，陰乃□生"。认为正常的饮食五味能滋生气血，充盈百脉，濡润皮肤，滋灌清窍，日常饮食应注意调配五味才是。

三、马王堆房室养生与女性卵巢生理功能

卵巢是女性的主要性器官，可产生和排出卵子，同时分泌雌激素、孕激素及少量雄激素。下丘脑-垂体-卵巢轴是女性生殖系统的主要调节机制。

卵巢的功能主要包括生卵和内分泌功能。女性进入青春期时两侧卵巢有 30 万—40 万个原始卵泡，原始卵泡由一个初级卵母细胞及其周围的单层卵泡细胞构成。进入青春期后，下丘脑分泌促性腺激素释放激素增多，使腺垂体卵泡刺激素和黄体生成素的分泌也增多，在卵泡刺激素的作用下，原始卵泡开始生长发育，颗粒细胞（卵泡细胞）由单层变成复层，同时分泌黏多糖包绕在卵母细胞周围形成透明带，形成初级卵泡；紧贴透明带的颗粒细胞继续发育成柱状，在卵母细胞周围呈放射状排列，形成放射冠。颗粒细胞分泌的卵泡液逐渐增多，将颗粒细胞和卵细胞推向一侧，形成卵丘。此时，初级卵母细胞发育成为次级卵母细胞（成熟卵子），经历次级卵泡阶段，卵泡逐渐发育成熟。

卵巢主要分泌雌激素和孕激素，也分泌抑制素和少量雄激素。卵巢分泌的雌激素主要是雌二醇，它由卵泡的内膜细胞和颗粒细胞共同产生，黄体细胞也能少量分泌。孕激素在卵巢内主要由黄体生成，妊娠期胎盘也大量分泌孕激素，由于对妊娠特别重要，故称孕激素。孕激素主要为孕酮，作用于子宫内膜及子宫平滑肌，使之适应受精卵着床和维持妊娠。雌激素可以促进女性生器官生长发育，并维持其正常功能：促进子宫生长发育，使子宫呈现增生期改变，分娩前可提高子宫平滑肌对缩宫素的敏感性。同时可以协同卵泡抑素促进卵泡发育、诱导排卵前黄体生成素峰出现。促进输卵管运动，利于卵子向子宫腔排送。促进阴道上皮增生、角化。在月经

期和妊娠期内，与孕激素配合，维持正常月经与妊娠的发展。雌激素还可以促进女性副性器官的发育和第二性征的出现，并使其维持强烈状态。促进成骨细胞活动，抑制破骨细胞活动，促进钙盐沉积。加速骨生长，促进骨骺闭合。

在每一个月经周期中，雌激素的分泌量呈现两次规律性升高：第一次是在卵泡期，在排卵前 1 周开始明显上升，到排卵前 1 日达到顶点，排卵后立即降低；第二次是在黄体期，排卵后 4—5 日起逐步升高，到月经期前下降。

孕激素则主要在雌激素作用基础上，使子宫内膜进一步增厚，为受精卵着床做好准备。在妊娠期，使子宫平滑肌细胞膜超极化，降低细胞兴奋性，抑制平滑肌收缩保证胚胎的"安静"环境。降低母体对胎儿的免疫排斥反应。如果缺乏孕酮，可导致先兆流产。对乳腺可以促进乳腺腺泡发育，为泌乳做准备。同时产热作用使基础体温在排卵后升高 0.5 ℃ 左右，黄体期维持此水平。由于体温在排卵前先表现为短暂降低，排卵后升高，故临床上常将这一基础体温的双相变化作为判定有无排卵的标志之一。在排卵期，血浆中孕酮浓度很低，在黄体期的头 2—3 日内则明显升高，至排卵后 7—8 日达到高峰。

卵巢的周期性活动受下丘脑-垂体的调节，而卵巢分泌激素的周期性变化又对下丘脑、垂体进行正、负反馈调节，形成下丘脑-垂体-卵巢轴。

女性进入青春期，下丘脑分泌的促性腺激素释放激素最女性进入青春期，下丘脑分泌的促性腺激素释放激素最多，垂体分泌的卵泡刺激素和黄体生成素也相应增多，使卵巢出现周期性变化，同时，雌、孕激素分泌增多（详见月经周期）。雌、孕激素水平升高对下丘脑和垂体的功能具有反馈调节作用。一般认为，孕激素对下丘脑和垂体呈负反馈调节，即孕激素分泌增多时，垂体卵泡刺激素和黄体生成素的分泌相应减少。雌激素的作用则比较复杂，在黄体期，雌激素水平增高时，主要以负反馈方式抑制垂体黄体生成素的分泌；但在卵泡成熟期，高浓度的雌激素以正反馈的方式促进下丘脑促性腺激素释放激素和垂体黄体生成素的释放。月经周期是指成年女性周期性的子宫内膜剥脱流血的现象。人类的月经周期为 28 日左右，月经期持续 3—5 日，第 6—14 日为增生期，第 14 日为排卵日，第

1—28 日为分泌期。

马王堆医书所阐发的阴阳观颇具特色，也颇具中国早期文化思想的代表性。相对后世而言，其重视阴而相对忽视阳的倾向比较明显。例如，《十问》中"阴阳"并用有 7 处，而"阴"单独使用了 20 次，"阳"单独使用却仅有 5 次，且有 3 次为"阳"之通假字，并且脱离了"阴阳"内涵。这与当时的道家思想是一脉相承的。老子思想中一个重要的特点就是"崇阴""尚柔"，强调阴柔的归藏包容功能，以贵柔尊阴为要旨。崇阴尚柔的思想在马王堆医书养生思想中得到展现。《十问》中"禹問師癸"，师癸指出"覺侵（寝）而引陰，此胃（謂）練筋"。睡卧时可以导引练养阴气。以卧养生是马王堆医书独特的养生之道，《十问》中文挚云"道之要者……而卧最爲首"，卧以养生养阴是重要的养生之道，这是中国最早注意到睡眠养生的文献记载。"故昔（夕）不卧，百日不復"，是说睡眠不足，百日难补。

第二节　马王堆房室养生学与现代性行为学

《天下至道谈》云："氣有八益，有（又）有七孫（損）。不能用八益，去七孫（損），則行年卅而陰氣自半也，五十而起居衰，六十而耳目不蔥（聰）明，七十下枯上涚（脫），陰氣不用，溧泣留（流）出。令之復壯有道，去七孫（損）以振其病，用八益以貳其氣，是故老者復壯，壯（者）不衰。"它指出在男女性交合活动中有 8 种对人体精气起补益作用和有利于保持心身健康的做法，又有 7 种做法会损耗人体精气和影响心身健康。如果在性交合过程中不善于运用"七损八益"原则来调整行为，则会出现年龄未过 40 岁而阴精亏损、未老先衰，50 岁就行动不便，60 岁即耳聋眼花，70 岁时阳气衰竭，生殖系统萎缩干枯，性心理生理活动衰退，不能再进行性交合活动。要使身体精神保持和恢复年轻，防治疾患的方法就是要在性交合过程中遵循"七损八益"的原则，使得体内虚损的精气得以充盈，这样可使已衰弱的老年人恢复健壮，使性机能处于旺盛时期的青壮年不至于过早衰老。《十问》中对"八益"和"七损"进行了详细阐释，并强调在性交合中进行气功导引可以调理精血之气，增强补益作用。

《十问》提出"七损八益"的房中养生术对后世的性保健有着深远影响，也得到了后世医家的不断丰富完善。

马王堆房室养生还提出了许多性保健的原则，至今仍有指导意义。《天下至道谈》云："貳生者食也，孫（損）生者色也，是以聖人合男女必有則也。"男女性交合必须遵循什么原则呢？《天下至道谈》就认识到：要使夫妻双方在性交合中保持心身健康，就必须在夫妻双方情意绵绵，难舍难分的两情交融轻松愉快的气氛中进行性交合活动。同时，交合之道"以静为强"。《十问》提醒人们："棧（接）陰之道，以静爲强，平心如水，靈路（露）内臧（藏），款以玉筴（策）……"在夫妻性生活时，心境安静是最重要的，心情坦荡如水，则阴精内藏而不外溢。对于现代人而言，正确认识自身的性生理和性心理需要，保持内心坦荡，做好科学的节育、避孕工作，将有利于保持良好的心境状态，不被担心或恐惧的情绪所干扰。当然，也不能恣意放纵自己的性欲，要根据双方的情绪调动水平和生理反应差异调整节奏。更重要的是要避免房劳，马王堆房室养生强调守精延寿，认为节制性生活就能收到"行年百岁，贤于往者"的效果，尤其倡导动而不泄，从而实现固护肾精、还精补脑、祛病延年的作用。

一、现代性行为学的研究

性兴奋，也称性冲动，是精神或肉体上受到有关性的刺激时，性器官和其他一些有关部位会出现一系列生理变化，它是在大脑支配下的一种复杂的条件反射和非条件反射活动，主要生理意义是为性的结合做好准备。性行为主要是指在性兴奋的基础上，为满足性欲和获得性快感而出现的动作和行为，包括性交等男女两性发生性器官的接触或交媾的过程，也包括虽无两性性器官的接触，但与性器官有联系的行为，如性自慰和同性恋等。在人类，性行为除保证种族的繁衍外，还有满足人类性生理和性心理的本能需要。

马斯特斯把性兴奋的过程分为 4 个阶段：兴奋期、平台期、高潮期和消退期。这种划分是人为的，在不同个体之间或即使同一个个体在不同时间、不同情况下，各个阶段的反应均有较大差异。兴奋期是指性欲发动，性器官及全身都进入兴奋阶段；平台期是指性兴奋不断积累，并逐渐导向性高潮的持续阶段；高潮期是指在平台期的基础上，产生极度快感及射精的阶段；而消退期则为身体紧张松弛，性能量得到释放，血管充血得到逐渐消退和恢复的过程。

二、马王堆房室养生与性行为学

（一）男性的性兴奋与性行为

男性性兴奋的反应除心理性活动外，主要表现为阴茎勃起和射精。阴茎勃起是指受到性刺激时，阴茎海绵体充血，阴茎迅速胀大变硬并挺伸的现象，阴茎勃起习惯上被视作男性性生理活动好坏的一个重要征象。阴茎勃起的形成与消退是由血液流入和流出阴茎的动力学引起的。动脉血流量明显增加是勃起的主导因素，静脉回流受阻对勃起的维持有重要作用，血管内的特殊结构决定勃起时的血流分布；勃起时阴茎血容量可达 80—200 毫升，阴茎海绵体内的压强可达 75 毫米汞柱；在充分勃起后，为保持这种状态，尤其是保持阴茎一定的硬度，仍须有一定的血流进入阴茎海绵体内。

勃起是一种反射活动，对阴茎的直接刺激、来自其他感受器的刺激，以及精神活动等都可引起这一反射。勃起受自主神经系统的支配和调节，脊髓是勃起反射的初级中枢。

雄激素可激发男性性欲，通过其受体介导对阴茎勃起起调节作用。在受到性刺激时，通过神经的调节，血管内皮细胞在一氧化氮合成酶的作用下释放一氧化氮，通过激活环磷酸乌苷，同时在雄激素受体的介导下，阴茎海绵体内的平滑肌细胞发生松弛而使阴茎海绵体的血液充盈，使阴茎勃起。

射精是男性性高潮时精液经尿道射出体外的过程。射精的过程分为移精和排射两个阶段。移精是由交感神经传出冲动引起输精管和精囊腺平滑肌收缩，从而将输精管和精囊腺中的精液移送至尿道；排射是指借助于阴部神经的传出冲动，使阴茎海绵体根部横纹肌收缩，从而将尿道内精液射出。射精的同时伴有强烈快感，即性兴奋达到性高潮。在男性射精后的一段时间内，一般不能再次发生阴茎勃起和射精，称为不应期。不应期的长短与年龄和身体状况等多种因素有关。

射精是一种反射活动，冲动来源于阴茎头部，由阴部神经传入，基本中枢位于脊髓腰骶段；由脊髓传出的冲动，经腹下神经和膀胱神经丛的交感神经纤维传至附属性器官处平滑肌上的肾上腺素能 α 受体，引起精液溢出尿道球部。然后，中枢传出的冲动经阴部神经的传出纤维，达到尿道周围及会阴部肌肉群，引起它们的节律性收缩而发生射精。高位中枢可通过儿茶酚胺和 5 -羟色胺系统对脊髓中枢的活动进行调节，前者起激活作用，而后者则起抑制作用。

（二）女性的性兴奋与性行为

女性的性兴奋主要包括阴道润滑、阴蒂勃起及性高潮。女性在受到性刺激后 10—30 秒，阴道就开始渗出一种稀薄的黏性液体，它是由于性兴奋时，阴道壁的血管充血，导致液体的滤出。阴道的湿润起到润滑作用，有利于性交进行。阴道外 1/3 的充血，使阴道口缩窄，可在性交时对阴茎起到"紧握"作用，以加强性交动作的效果，并提高性刺激的强度；阴道内 2/3 扩张，宫颈与宫体抬高，有延长阴道宽度和深度的作用，以利于接纳阴茎和储精。

阴蒂头部有丰富的感觉神经末梢分布，对性刺激非常敏感，是女性的性感受器之一；性兴奋时，阴蒂充血、膨胀、敏感性升高，可使女性获得性快感并达到性高潮。

当外阴和阴道（主要是外 1/3）受到刺激达到一定程度后，女性的阴道、会阴以及骨盆部的肌肉出现不自主的节律性收缩，同时伴有全身性的反应，会出现类似男性射精时的极度兴奋状态，即女性性高潮。性高潮的神经调节机制尚不清楚。

性欲是性兴奋和性行为的基础，随着青春期性成熟，体内的性激素到达一定水平。与男性不同，女性没有一种像雄激素那样对其性行为起主导作用的单一激素，雌激素可刺激女性性欲，目前认为女性体内的睾酮有激发性欲的作用。女性的性行为更易受到生理状况、社会、心理因素等的影响，且有较大个体差异。

（三）马王堆房室养生的行为学认识

中国对于性学的认识和研究，早在先秦时已有专著进行论述。《养生方》是从养生角度论述性生活的最早文献，从中可窥见当时人们对性学说的认识水平，今日切勿以淫秽之物视之。

男女之交，乃人之天性。男女之间的性要求是人类的天性，房室交接乃是人类繁衍生殖的自然之道。《孟子·告子》云："食色性也。"《礼记·礼运》云："饮食男女，人之大欲存焉。"饮食和性乃人之天性。古人二者并重。《玉房秘诀》云："人失交接之道，故有夭折之渐，能避渐伤之事而得阴阳之术，则不死之道也。"指出房室交接，乃自然之道，避免房室伤损，须得其术。《素女经》云："阴阳不交，则生痈淤之疾，故函、闲、怨、旷多病而不寿。任情恣意，复伐年命，惟有得节宜之和，可以不损。"认为"阴阳不交"，诸疾丛生。又强调不要任情恣意，得节宜之道，方有益于身体。《养生方》《素女经》《玉出指要》《玉房秘诀》，文字内容互有异同，说明其间是有一定继承关系的。男女房室，以节制为主。性生活虽为人类所需，但它既可养生亦可丧生，须以节制为佳。《天下至道谈》云："故贰生者食也，孙（损）生者色也，是以圣人合男女必有则也。"说的是损身者色也，男女性生活有一定的遵循原则，极情纵欲，无节无制，后患无穷，损害健康，影响生命。只有遵循养性的原则，尚可做到"盛者可使充盈，壮者可使久柴，老者可使长生"。《十问》云"治气有经，务在积精，精盈必写（泻），精出必补。补写（泻）之时，于卧为之"，并云"坡（彼）生有央（殃），必亓（其）阴精扁（漏）泄"，都是在强调蓄锐积精，勿狂施泄泻。掌握"接阴治气之道"，使"耳目聪明""百脉流通""终身无殃"。接阴之道，善用七损八益。《天下至道谈》在论述房中导引时，提出了"七损八益"的性保健理论，并对其作了具体的解释。"七损"是指性生活中有损于身体健康的七种禁忌。即"一曰闭，二曰泄，三曰渴（竭），四曰勿，五曰烦，六曰绝，七曰费"。《素女经》解释"闭"时云："百闭者，淫佚于女自用不节，数交失度，竭其精气，强用力泻，精尽不出，百为并生"；所谓"泄"，"谓之气泄，气泄者，劳倦，汗出未干交接，令人股热唇焦"；所谓"绝"，"曰绝气，气绝者，心意不欲而强用之，则汗泄气少，令人心热，目冥"；等等。"八益"是指性生活中八种有益于健康的方法。即："一曰治气，二曰致沫，三曰智（知）时，四曰畜气，五曰和沫，六曰窃气，七曰寺（待）赢，八曰定頃（傾）。"如"不能用八益去七孫（損），则行年卌而陰氣自半也，五十而起居衰，六十而耳目不蔥（聰）明，七十下枯上況（脱），陰氣不用"，指出如不能用八益去七损，则四十岁后阴气渐衰，五十岁起居出现衰老现象，六十岁耳目不聪明，七十岁就"血下枯上竭"，房室不举。此乃血脉凝而不流畅，若使人复壮，以救其病，可用八益以益其气，这样衰老可以复壮，壮而不衰。《天下至道谈》又云："善用七损，耳目蔥（聰）明，身膲（體）輕利，陰氣益强，延年益壽，居處樂長。"可见男女性生活，有损有益，用之得当，可以养生，用之失当，损害身体，影响寿命。

《天下至道谈》在论及房中导引时，还提出了一些具体的术式，所述术式不免有些繁杂，甚或间杂一些糟粕。

第三节　马王堆房室养生学与现代性心理学

一、马王堆医书中涉及性心理的内容

马王堆汉墓中出土的医学文献，包括《十问》《合阴阳》《杂疗方》《天下至道谈》等文献，这些文献为研究汉代关于性心理的医学观念提供了宝贵资料。马王堆医书中涉及性心理的内容主要体现在以下五个方面。

（一）阴阳和谐观

马王堆医书强调阴阳和谐，认为性生活是人体阴阳调和的重要方式，如《天下至道谈》中提到采阴补阳，在《十问》的第一问、第三问、第四问、第七问中又从不同的角度详细进行了论述。阴阳变化是万物生长发展的规律和准则，也是房室活动的准则。性心理健康被视为阴阳平衡的一部分，反映了古代中国人认为性不仅是生理需要，也是心理和精神健康的关键。

（二）性欲调节

文献中提到，过度或不足的性生活都会影响身体健康，特别是对心理健康的影响。过度的性行为会消耗人体的精气神，如提到的"暴事而无礼"是性器官与人体其他器官同时产生而功能最先衰瘗的原因，即指性生活频繁而无节制，生殖器被暴用，从而导致"与身俱生而独先死"；而性

生活的不足则可能导致内心的不满和心理的不平衡。怎样调治性功能呢？"必爱而喜之，教而谋之，飲而食之，使其题禎坚强而缓事之。"即一定要爱护它，掌握性科学知识，用饮食滋补它，使阴茎保持坚壮强硬，缓减房室，节制两性生活。因此，马王堆医书提倡适度的性生活，以维持身心健康。

（三）性功能障碍的认识

在马王堆文献中，对性功能障碍有所描述，包括早泄、阳痿等问题，存在心理影响因素，并提出了相应的治疗方法。这反映了古代医学家对性心理健康问题的关注及其治疗方法的探索。

（四）性心理与身体健康的联系

受马王堆医书中"心制生死"的影响，即发挥人的主观能动性可以防治疾病，决定人的生死寿命，通过心神对全身统帅，其中包括性心理方面的内容，还提及性心理状态与身体健康之间的紧密联系，比如情绪的波动可能会影响到性欲和性功能，而良好的性生活能够促进身心健康。

（五）性心理教育的重要性

尽管不直接表述，但通过对性生活、性功能障碍及其心理对其影响的讨论，可以看出古代医学家认识到性心理教育的重要性。他们通过医学文献传授性知识，促进人们对性心理健康的理解，这在当时社会是比较前卫的观念。

马王堆医书中关于性心理的内容，不仅展现了汉代医学的高度发展，也反映了古代中国社会对性心理健康的认知和态度。这些内容对于理解古代中国的性文化、医学观念以及心理健康观念具有重要价值。通过研究这些文献，我们能够更好地理解古代人们对性的态度和做法，以及它们如何影响到今天的医学和性心理学理论。

二、现代性心理学主要理论和内容

现代性心理学是一个广泛的研究领域，涵盖了性行为、性取向、性别认同、性健康、性功能及其心理学基础的多个方面。国内的性心理相关知识内容主要参考英国哈夫洛克·埃利斯编写的著作《性心理学》。以下是一些现代性心理学的关键理论和内容概述。

（一）性取向与性别认同

现代性心理学认为性取向（如异性恋、同性恋、双性恋等）和性别认同（一个人认同的性别，可能与其出生时的生物性别不一致）是人类性行为和认同中的核心要素。金赛报告是 20 世纪中叶的开创性研究，提出了性取向的连续性概念，挑战了严格的异性恋与同性恋的二分法。后续的研究进一步探讨了性取向的生物学、心理学和社会学因素，以及性别认同的流动性和多样性。

（二）性功能与性健康

性功能障碍（如性欲低下、勃起功能障碍、性高潮障碍等）和性健康是现代性心理学的另一个重要领域。这一领域的研究包括了对性功能障碍的诊断、治疗和预防，强调了心理因素和社会文化因素在性功能和性健康中的作用。认知行为疗法、性疗法等心理治疗方法被证明在治疗许多性功能障碍中有效。

（三）性行为的心理学基础

现代性心理学研究性行为的心理学基础，探讨了影响性欲、性激情和性满足度的心理和情感因素。这包括探索个体如何经历和表达性欲望，以及伴侣间的性沟通和性满足度如何受到情感联系和相互理解的影响。性心理学也研究了性幻想、性刺激的认知处理，以及性行为的动机和行为模式。

（四）性教育与性权利

性教育包括提供关于性健康、性行为、性同意和性沟通的信息和技能。有效的性教育被视为促进性健康和防止性传播疾病的关键。此外，性权利的概念，包括性自主、性平等和性多样性的尊重，已成为现代性心理学研究的一个重要方面。

（五）性虐待与性暴力

性虐待和性暴力是性心理学研究的一个严肃主题，包括研究其对受害者心理健康的影响以及预防和干预措施。性虐待和性暴力的心理学研究关注于理解加害者的心理特征、受害者的应对机制以及如何创建有效的支持和恢复系统。

现代性心理学是一个不断发展的领域，随着社会态度的变化和科学研究的进步，其理论和内容也在不断更新。

三、现代性心理学理论与马王堆房室养生在理念上的相似之
处和差异

现代性心理学理论与马王堆房室养生虽然源于不同的文化和历史背
景，但它们之间在理念上存在一些相似之处，同时也有着显著的差异。这
两种方法都致力于促进人的整体健康和福祉，尽管它们的出发点和应用方
法各不相同。通过对它们的探讨，我们可以更好地理解人类对健康和幸福
追求的多样性和复杂性。

（一）相似之处

1. 整体性心理健康观　现代性心理学理论和马王堆房室养生都强调
身心健康的整体性。房室养生之术视身体和心灵为一个不可分割的整体，
强调通过调和身体各个部分的功能来达到整体健康。类似地，现代性心理
学理论也强调了心理状态对身体健康的影响，以及通过改善性心理状态来
促进整体福祉。

2. 预防优于治疗　现代性心理学理论和马王堆房室养生都强调预防
的重要性。房室养生之术通过日常生活中的调养实践，如饮食、睡眠、呼
吸和体育活动，来预防疾病的发生。同样，现代性心理学通过提供工具和
策略，如情绪调节技能和压力管理方法，帮助个体防止性心理健康问题的
出现。

3. 自我觉察与自我调节　现代性心理学理论和马王堆房室养生都强
调自我觉察和自我调节在维护健康中的作用。马王堆房室养生鼓励个体深
入了解自身的身体和情绪状态，通过各种实践来调节和维持这些状态的平
衡。现代性心理学也促进了对当前经验的深入觉察，帮助个体识别并调节
负面情绪和思维模式。

（二）差异

1. 理论依据与方法　现代性心理学理论基于科学研究和实证数据，
使用调查、实验等方法探索性心理健康，注重可测量的性心理过程和行为
结果。其介入手段包括心理治疗、药物治疗等，这些方法经过了科学验
证，可以在特定的性心理健康问题上提供帮助。而马王堆房室养生则依赖

于传统医学理论，通过节欲、功法、草药、针灸、饮食等手段来调节人的身心状态。

2. 文化和哲学背景　马王堆房室养生深深植根于中国文化和哲学传统中，它反映了特定的世界观和人生观，如道家的自然主义和儒家的中庸之道。而现代性心理学则主要源于西方的科学和哲学传统，其发展受到了逻辑实证主义和人本主义等思想的影响。

3. 应用范围与目标　尽管两者都旨在促进健康，但现代性心理学更侧重于解决和缓解性心理问题，提升心理健康水平。马王堆房室养生则更侧重于通过节制房室、调和阴阳等来维护和提高身体健康，以及通过性生活的调节达到养生的目的。

现代性心理学理论与马王堆房室养生在促进人的整体福祉方面有着共同的目标，但它们在实践方法、理论基础以及具体目标上存在明显的差异。两者的结合与对话可以为我们提供一个更全面、多元的健康和幸福的视角，帮助我们更好地理解和实践促进人类福祉的方法。

四、在将马王堆房室养生与现代性心理学结合过程中面临的挑战

在将马王堆房室养生与现代性心理学结合的过程中，我们面临着诸多挑战，主要包括文化差异、理论和方法的适配问题等。这种跨时代、跨文化的融合尝试，虽然丰富了我们对性健康和心理健康的理解，但也引发了一系列的思考和问题。

（一）文化差异的挑战

马王堆房室养生根植于中国传统文化，强调性能量的调和、阴阳平衡，以及性行为在身心健康中的作用。这种观点在当代很多西方国家的性心理学研究中并不常见，后者往往更侧重于个体的性偏好、性功能障碍的治疗以及性心理健康等。因此，如何跨越这种文化理解的鸿沟，使得东西方对性的理解能够相互借鉴、融合，是一大挑战。

（二）理论适配的挑战

现代性心理学在理论和方法上与马王堆房室养生有着本质的不同。现代性心理学依赖于实证科学的方法，强调数据收集和量化分析，追求理论

的普遍性和可验证性。而马王堆房室养生则更多依赖于经验总结和哲学思考，缺乏现代科学验证。因此，如何将两者在理论上进行有效的对接，既不失去房室养生术的传统智慧，又能满足现代科学的严谨要求，是一项艰巨的任务。

（三）方法适配的挑战

马王堆房室养生的实践方法，如性行为的调控、内丹修炼药物服用等，与现代性心理学的治疗方法，如认知行为疗法、性功能训练等，在操作层面上存在很大差异。如何将这些看似迥异的方法有效结合，既保留传统的精髓，又能适应现代人的生活方式和心理需求，需要深入探索和创新。

将马王堆房室养生与现代性心理学结合，虽然面临着文化差异、理论和方法适配等多方面的挑战，但也为我们提供了一条探索性健康和心理健康更加全面和深入理解的新路径。通过跨文化、跨学科的交流与合作，我们可以寻找到双方互补的优势，共同推进性健康和心理健康的科学研究与实践。这一过程虽然复杂且充满挑战，但正是在这样的探索中，我们能够不断拓宽人类对性、健康和幸福的理解和追求。

五、马王堆房室养生在现代性心理学构建中的应用

马王堆房室养生源于中国古代的医学和哲学思想，强调通过性行为的调整和控制来维护和增进个体的健康。随着时间的推移，虽然许多古代的理念和方法可能已不完全适用于现代社会，但马王堆房室养生中的核心观念在现代性心理学的构建和实践中依然发挥着重要作用。那这一古老智慧如何被应用于现代性心理学，并在实践中产生影响呢？

马王堆房室养生包含了丰富的性保健知识，其核心观念包括性行为的适度、性能量的调和与循环以及性健康与整体健康的密切联系。这些观念强调性行为不仅是一种生理需求，也是维持生命活力和促进身心健康的重要途径。马王堆房室养生在现代性心理学构建中的应用如下。

（一）性健康的整体观

现代性心理学借鉴了马王堆房室养生中性健康作为整体健康不可分割一部分的观点，强调性健康包括身体、情感、心理和社会等多个维度。这

一理念促进了性心理健康领域的发展，鼓励专家从更广泛的角度考虑性健康问题。

（二）性能量的概念

虽然现代心理学并不直接使用"性能量"这一术语，但它认可性欲望和性活动在个体能量平衡和心理状态中的作用。性疗法和心理咨询中，专业人员会探讨性欲望的表达与抑制对个体心理健康的影响，体现了对性能量调和思想的现代诠释。

（三）性教育与性能力的提升

马王堆房室养生中关于性技巧和性行为调整的教导，在现代性教育和性疗法中有所体现。性教育强调性知识的普及和性技巧的学习，帮助个体建立健康的性关系，提升性满意度。

（四）预防性功能障碍

马王堆房室养生中通过性行为的调整预防性功能障碍的思想，在现代性心理学中以预防和治疗性功能障碍的心理疗法得到应用。心理疗法中，对性焦虑、性认知偏差等心理因素的干预，体现了通过心理调整改善性功能的实践。

六、马王堆房室养生在现代性心理学构建中的实践

马王堆汉墓出土的帛书中，有大量的内容涉及古代的养生之道，其中不乏对人的性心理及其养生实践的探讨。将这些古代智慧融入现代的性心理学构建中，不仅能够丰富我们对性心理的认识，还能提供一种全新的视角来看待性健康和性关系的维护。

马王堆房室养生的精髓在于其对身心合一的理解。古代养生之道强调的是人的整体健康，包括身体和心理的和谐统一。在现代社会，性心理学也强调性健康不仅仅是生理上的健康，更包括心理、情感以及社会关系等方面。通过马王堆房室养生的学习，我们可以更加重视性心理健康的全面性，提倡性教育和性健康中对情感、心理的关注，从而促进个体的整体幸福感。

马王堆房室养生强调与自然的和谐共生。这一点对现代人在性心理的健康构建中尤为重要。现代社会的快节奏和高压力常常使人们在性关系中

感到焦虑和压抑。通过实践房室养生的方法，如调整生活节奏、进行自我反思和冥想等，可以帮助现代人在性心理上达到一种更加和谐和放松的状态，减少性功能障碍和性关系中的紧张感。

马王堆房室养生中的性养生技巧，如控制房室频率、注意性能量的调节等，对于现代性心理学的实践也具有重要意义。这些古代智慧能够帮助现代人在追求性满足的同时，更加注重性能量的平衡和长期的性健康，避免性行为的过度和滥用，从而促进更加健康和谐的性关系。

马王堆房室养生还倡导性爱中的情感交流和精神联系，这对于现代性心理学构建中的性关系维护具有重要的启示。在现代社会，性关系中的情感沟通和理解被越来越多地强调，而马王堆房室养生的这一思想正好与之呼应，指导现代人在性生活中更加注重双方的情感交融和心灵沟通，从而提升性关系的质量和深度。

最后，将马王堆房室养生融入现代性心理学的实践中，不仅是对古代智慧的一种传承，更是对现代性心理学领域的一种创新和拓展。通过对马王堆房室养生的学习和实践，可以帮助现代人更好地理解和调节自己的性心理状态，促进性健康，提升性生活质量。

第四节　马王堆房室养生学与现代性保健学

一、马王堆房室养生有关性保健的内容

马王堆汉墓是 20 世纪中国考古学的重要发现之一，其中出土的帛书对于研究古代中国的医学、文化、养生、保健等提供了珍贵的资料。特别是这些帛书中的内容涵盖了广泛的房室养生知识，包括性保健的相关论述。性保健作为古代中国养生学的一个组成部分，主张性生活与健康和寿命之间存在着紧密的联系。

马王堆帛书中关于性保健的观点体现了阴阳五行学说的基本原则。中国古代哲学认为，宇宙万物都是由阴阳五行相互作用、相互制约而成的。在性保健的实践中，这意味着调和阴阳、平衡五行是维护健康和延年益寿的关键。因此，性生活的频率、方式以及与伴侣的和谐程度都被视为影响

个体健康状态的重要因素。

马王堆帛书提倡"房中术"的实践，强调性活动不仅是生理需求的满足，更是一种提升生命能量、促进身心健康的途径。文献中提到"七损八益"等内容，提示我们适当的性生活能够帮助调节人体的气血，增强身体的阴阳平衡，从而达到性保健的目的，而过度或不足都可能导致气血失调，进而影响身体健康。

马王堆的性养生观念也强调了节制和适度的重要性。性保健的实践者被告诫需避免性行为的过度，因为这会消耗人体的精气神，导致健康损害。相反，适度的性生活被认为是维护生命活力、保持身心健康的重要手段。这种观念强调了性保健实践中的自我控制和自我调节的重要性。

马王堆帛书中的性保健内容还涉及性技巧和性伦理的讨论，强调夫妻之间的相互理解和尊重是性养生实践中不可或缺的一环。通过提倡相互尊重、和谐的性关系，旨在促进夫妻之间的情感交流，增强身心健康，进一步延伸到提升家庭和社会的和谐。

综上所述，马王堆帛书中的性保健内容是中国古代养生学宝贵的组成部分，它们体现了阴阳五行学说的基本原则，强调性生活在调和阴阳、平衡五行中的作用，提倡性活动的适度和节制，以及夫妻间的相互理解和尊重。这些观念不仅为我们提供了古代性保健的实践智慧，也为当代人提供了关于健康生活方式的启示。

二、现代性保健学的主要理论和内容

现代性保健学是一门综合性学科，它结合了医学、心理学、社会学、教育学等多个领域的知识，旨在提高个体的性健康水平，促进性生活的质量，以及增强性心理健康。这一学科不仅关注生理层面的性功能和性行为，也深入探讨性心理、性情感、性文化及性教育等方面。以下是现代性保健学的关键理论和内容概述。

（一）性健康的定义和范畴

性保健学强调性健康不仅仅是没有性疾病或功能障碍，而是包括了正面的性心理健康、满意和安全的性关系以及能够自由而负责任地决定性行为的能力。世界卫生组织对性健康的定义强调了这一点，明确指出性健康需要一种积极和尊重的态度来处理性以及性关系。

（二）性的生物学基础

性保健学涵盖性的生物学基础，包括性发育、性激素的作用、性功能机制等。这一部分内容帮助人们理解性行为和性功能的生物学根源，对性功能障碍的诊断与治疗具有重要意义。

（三）性心理健康

性心理健康是性保健学的一个重要组成部分，它关注个体的性认同、性取向、性欲望、性满意度等心理层面的因素。性心理健康的研究帮助我们了解性心理障碍的成因、表现和治疗方法，促进心理层面的性健康。

（四）性社会学视角

性社会学视角强调性行为和性态度是在特定的社会、文化和经济背景下形成的。这包括性别角色、性规范、性权力关系等因素的研究。通过这一视角，性保健学探讨性健康问题的社会根源，以及社会环境对个体性健康的影响。

（五）性教育的重要性

现代性保健学强调性教育的重要性，包括在学校、家庭和社会各层面进行性知识的普及。性教育不仅涉及生理知识，也包括性权利、性安全、性心理健康等内容，目的是培养健康的性态度和行为，减少性健康问题。

（六）性健康促进和疾病预防

性保健学着重于性健康的促进和性疾病的预防，这包括良好的性卫生习惯、安全性行为的推广、性疾病的筛查和治疗等。通过这些措施，减少性传播疾病和其他性健康问题的发生率。

（七）性权利和伦理

现代性保健学还涵盖性权利和伦理的问题，强调每个人都有权享有健康、满意且安全的性生活，以及自主决定与性有关的事务。

三、现代性保健学的相关研究进展

随着社会的发展和科学技术的进步，性保健学在性功能障碍、性教育、性心理健康等领域取得了显著的研究进展。

（一）性功能障碍的研究与治疗进展

在性功能障碍方面，现代性保健学的研究不仅覆盖了药物治疗和心理治疗，还包括了生活方式的调整、物理治疗等多种治疗方法。药物治疗方面，众所周知的如西地那非等 5 型磷酸二酯酶抑制剂的出现，大大改善了男性勃起功能障碍的治疗。近年来，研究人员也在探索女性性欲障碍的药物治疗方法，如美国食品药品监督管理局批准的氟班色林，开辟了女性性功能障碍治疗的新方向。

心理治疗和咨询服务的发展也为性功能障碍的治疗提供了重要支持。认知行为疗法和情感聚焦疗法等心理治疗方法，被证实能有效减少性焦虑、提高性满意度。此外，性教育和沟通技巧训练也成为改善伴侣间性功能障碍的有效手段。

（二）**性教育的研究与实践进展**

性教育是预防性功能障碍和促进性健康的重要手段。现代性保健学强调全面、科学的性教育，包括但不限于性传播疾病的预防、避孕方法、性同意和性尊重等内容。随着互联网和社交媒体的普及，性教育的渠道和形式也更加多样化，线上性教育平台和应用程序的出现，使得性知识的普及更加便捷和广泛。此外，性教育也越来越重视对特殊群体的关照，如性少数群体不同于青少年群体，性少数群体是指性倾向、性别认同或性行为等方面与社会上大多数人不同的群体，如：女同、男同、跨性别者、双性人等、残障人士等，强调性教育的包容性和多样性，以满足不同人群的性健康需求。

（三）**性心理健康的研究进展**

性心理健康是现代性保健学的另一个重要研究领域。研究表明，心理因素如压力、焦虑、抑郁等都会影响个体的性功能和性满意度。因此，现代性保健学不仅关注生理因素，也越来越多地关注心理、情感以及社会因素对性健康的影响。在治疗方面，心理咨询和治疗已被广泛应用于解决性心理问题，如性焦虑、性身份困惑等。同时，正念冥想、压力管理训练等方法也被证实对改善性心理健康具有积极作用。

综上所述，现代性保健学的发展在性功能障碍、性教育、性心理健康等方面取得了显著的研究进展，不仅为个体提供了更加科学、全面的性健康支持，也促进了社会对性健康议题的理解和关注。

在性功能障碍的研究与治疗进展中，现代性保健学已经从单一的药物治疗扩展到心理治疗、生活方式调整等多维度的治疗策略。这些策略不仅关注症状的缓解，更注重根据个体的具体情况制订个性化的治疗计划，以实现最佳的治疗效果。性教育方面，现代性保健学通过增强性知识的普及和提高性教育的质量，有效地促进了个体的性健康和性福利。性教育的重点已经从传统的避孕和疾病预防，扩展到性权利、性尊重、性同意等更为全面的议题。这不仅帮助青少年建立正确的性观念，也为成人提供了继续教育的机会，从而提高了整个社会的性健康水平。在性心理健康的研究进展中，现代性保健学强调心理和情感因素在性健康中的重要性。通过心理咨询和治疗，以及压力管理、情感表达训练等方法，帮助个体处理与性相关的心理问题，提升性生活的质量。此外，研究也在探索性心理健康与身体健康之间的相互作用，进一步强化了性健康的整体性视角。

总之，现代性保健学的发展标志着对性健康的认识和治疗进入了一个新的阶段。通过综合运用多学科的知识和技术，现代性保健学不仅在治疗性功能障碍、提高性教育质量、改善性心理健康方面取得了进展，也促进了性健康议题的社会接受度和公众意识的提升。未来，随着研究的深入和技术的发展，现代性保健学有望为人们提供更加有效、个性化的性健康服务，促进个体和社会的整体福祉。

四、现代性保健学理论与马王堆房室养生相似之处和差异

现代性保健学理论与马王堆房室养生之间既有相似之处也存在差异，这些相似与差异体现在对性健康的理解、性健康维护的方法以及性健康的文化背景等方面。

（一）相似之处

1. 整体性视角　马王堆房室养生和现代性保健学都强调性健康不仅仅是生理状态的健康，还包括心理、情感和社会层面的健康。两者都倡导性健康应当是个体整体健康状态的一部分，强调身心合一的观念。

2. 性能量的管理　马王堆房室养生经常讨论如何通过调节性行为来维护和增强个人的生命力，现代性保健学同样关注性活动对个人健康的影响，包括如何通过安全性行为、适度性生活等方式来保持性健康和促进生活质量。

3. 情感交流的重要性　两种理论都强调在性关系中情感交流的重要性。马王堆房室养生强调性交不仅仅是身体的结合，更是心灵的交流，现代性保健学也提倡性伴侣间的情感沟通和理解，认为这是维持健康性生活的关键。

（二）差异

1. 科学依据与方法　现代性保健学基于科学研究和证据，使用了大量的实证研究来支持其理论和实践。而马王堆房室养生则更多地基于古代的哲学思想和实践经验，缺乏现代科学验证。

2. 文化背景和价值观　马王堆房室养生深受道家思想和古代中医理论的影响，强调顺应自然、阴阳平衡等概念。而现代性保健学则是在全球化和多元文化的背景下发展起来的，更加强调性健康的普遍性原则，如性自主、性平等等。

3. 技术和治疗方法　现代性保健学利用了现代医学技术和心理治疗方法，如药物治疗、性心理咨询等，以治疗性功能障碍和提升性生活质量。而马王堆房室养生则更多依赖于自然疗法、调整生活方式和传统中药等方法。

4. 性知识的普及与教育　现代性保健学强调性教育的重要性，倡导从小学习性知识，以增强性健康意识和预防性问题。相比之下，马王堆房室养生的知识传播更加局限，且多数以成年人的性养生为主。

总之，尽管现代性保健学与马王堆房室养生在某些理念上存在相似之处，但它们在方法、科学依据、文化价值观以及技术应用等方面存在明显的差异。

五、在现代社会性保健领域推广马王堆房室养生的挑战与机遇

在现代社会中推广马王堆房室养生，尽管面临许多挑战，但同样蕴藏着不少机遇。这一古老的养生理论与实践，源自两千多年前的中国汉代，涵盖了性健康管理的多方面内容，从性行为的频率和节制到心理状态的调整和情感交流的重要性。在现代性保健领域，将这些古老智慧与当代科学结合起来，既能提升人们的性健康水平，也能丰富现代性健康教育的内容与方法。

（一）挑战

1. 文化差异和接受度　现代社会文化多元，人们对于性的认识和态度各不相同。马王堆房室养生根植于中国古代文化和哲学中，其理念和方法可能会与某些文化背景下的现代观念发生冲突，导致接受度不高。

2. 科学验证的缺乏　尽管马王堆房室养生的部分理论与现代性保健学相契合，但其很多做法缺乏现代科学研究的支持。在证据导向的医学环境中，未经验证的理论难以获得广泛推广。

3. 知识传播的障碍　马王堆房室养生的知识和技巧传承有限，且多为古文文献，普通大众难以理解和应用。同时，缺乏系统的教育和培训机制，使得这些古老的养生智慧难以在现代社会广泛传播。

4. 现代生活节奏的不匹配　马王堆房室养生强调生活节奏和自然规律的和谐，但现代社会的快节奏和高压力生活方式可能与之不相符，使得人们难以践行其养生方法。

（二）机遇

1. 全面健康观的兴起　现代人越来越重视全方位健康，包括身体、心理和情感健康。马王堆房室养生的整体健康观念能够为现代性保健提供更加全面的视角，满足人们对健康的深层需求。

2. 自然疗法和替代医学的流行　随着人们对药物治疗副作用的担忧增加，自然疗法和替代医学受到越来越多的关注。马王堆房室养生的自然和谐理念及其非侵入性的养生方法可能会成为人们追求的新选项。

3. 跨文化交流的加深　全球化促进了不同文化之间的交流与融合，为马王堆房室养生的传播提供了机遇。通过科学研究验证其效用，结合现代传播手段，可以使这一古老养生法在全球范围内得到认可和应用。

4. 数字化和信息化教育　互联网和数字媒体的发展为知识传播提供了新平台。

六、马王堆房室养生对现代性保健学构建的影响与贡献

马王堆房室养生文献的发现，不仅丰富了中医的理论体系，而且对现代性保健学的学科构建产生了深远的影响和贡献。

（一）为现代人提供了一种全新的健康理念

古代的房室养生学强调阴阳平衡、五行协调，主张通过饮食、运动、

情志调养等方法来达到预防疾病、延年益寿的目的。这种理念与现代保健学中的预防医学、整体医学有着惊人的相似性，为现代性保健学提供了理论支撑和实践指导。

（二）马王堆文献中的体操图和养生方，为现代性保健学提供了具体的健康维护方法

例如，文献中的"导引术"是一种结合呼吸、体位和动作的健身方法，这不仅为现代瑜伽、太极等健身方式提供了历史渊源，也为现代人提供了科学的健身指导和实践方法。

（三）马王堆文献的研究促进了现代中医药学的发展

文献中记载的药物配方和治疗方法，对于研究和复兴古代医药知识，提高现代中医药治疗的科学性和有效性具有重要意义。这不仅有助于中医药学的传承与创新，也为现代性保健学的发展贡献出宝贵的资源。

（四）马王堆文献的发现和研究，促进了跨学科交流与合作

养生学的研究不仅涉及医学、哲学，还与心理学、营养学、体育科学等多个学科紧密相关。这种跨学科的研究方式，对于构建现代性保健学学科体系，推动健康科学的综合发展具有重要作用。

因此，马王堆房室养生学的发现和研究，不仅丰富了中国古代养生学的内容，还对现代性保健学的学科构建产生了重要影响。它为现代人提供了一种整合古今、融合中西的健康维护理念和方法，为现代性保健学的发展贡献了重要的理论和实践资源。

第五节　马王堆房室养生学与现代养生学

养生学是一门研究保养生命、增进健康、延长寿命的学问。古代养生学源远流长，其发展历程与中华民族的文化和历史紧密相连，是中国传统文化的重要组成部分。

一、古代养生学的起源

古代养生学的起源可以追溯到远古时期。在那个时代，人们通过观察自然现象和生物行为，逐渐认识到自然界中存在着许多有益于人类健康的

因素。例如，阳光、空气、水、食物等都是人们日常生活中必不可少的元素。同时，人们也发现了一些不良的生活习惯会对健康造成损害。因此，古代养生学的萌芽就是在这样的背景下产生的。

二、古代养生学的发展阶段

（一）先秦时期

这是古代养生学的萌芽阶段。此时，一些哲学家和医学家开始关注人的健康和长寿问题。例如，老子在《道德经》中提出了"道法自然"的思想，强调人应该顺应自然规律，保持身心的和谐。同时，庄子也提出了"无为而治"的观点，认为人应该避免过度的欲望和劳累，以保持身心的健康。此外，先秦时期的医学著作《黄帝内经》也为养生学的发展奠定了基础。

（二）秦汉至隋唐时期

这是古代养生学的发展阶段。在这个阶段，养生学逐渐与医学、哲学、道教等学科相互融合，形成了多种流派。例如，道家养生学强调修炼内丹、炼气养神；儒家养生学则注重道德修养、仁义礼智等方面的培养；佛教养生学则主张通过禅修、念佛等方式达到心灵的净化。此外，这个时期还出现了许多养生专著，如《抱朴子》《养性延命录》等，为养生学的发展提供了丰富的理论和实践经验。

（三）宋元明清时期

这是古代养生学的成熟阶段。在这个阶段，养生学逐渐形成了完整的理论体系和实践方法。同时，随着社会的发展和人们生活水平的提高，养生学也逐渐普及民间。例如，太极拳、八段锦等养生方法在这个时期得到了广泛的传播和应用。此外，这个时期还出现了许多著名的养生家和养生著作，如明代万全的《养生四要》、明代高濂的《遵生八笺》等，为养生学的发展提供了重要的支持和推动。

（四）近现代时期

近现代随着科技的进步和现代医学的发展，现代养生学蓬勃发展，逐渐形成了具有较为完善的理论体系的独立学科。养生方法也呈现出各种各样的种类，例如运动养生、饮食养生、心理养生等，为人们提供了更加科学、有效的养生手段。

可见，自古以来，养生之道一直是人类追求的目标。从古代的哲学家、医学家，到现代的科学家、研究者，都在探索如何保持身心健康，延年益寿。在中国，医学与养生学的结合更是源远流长。马王堆医书为我们提供了古代养生智慧的珍贵资料，包括了《五十二病方》《养生方》《杂

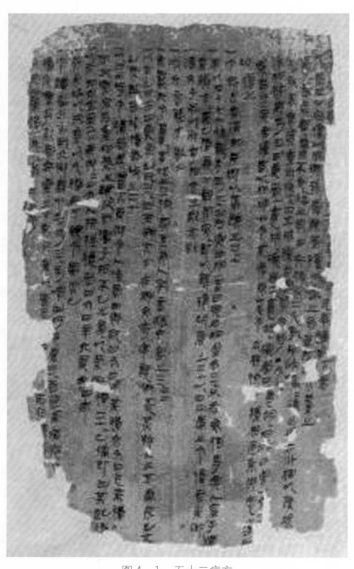

图 4-1　五十二病方

疗方》等多部重要著作，不仅涵盖了中医的基本理论、诊断方法、治疗方法，还蕴含了丰富的养生保健的内容，为现代养生学提供了宝贵的智慧。通过这些医书的记载，可以窥探到古人在养生上注重整体观念，强调人与自然、人与社会的和谐统一，提倡预防为主，重视调理身心。

三、马王堆养生学与现代养生学的关系

（一）整体观念与现代养生学

马王堆养生学强调整体观念，认为人体是一个有机的整体，疾病的发生和发展与自然环境、社会环境以及人的心理状态等因素密切相关。这种整体观念与现代养生学中的"天人合一"思想不谋而合。现代养生学认为，人类应该顺应自然规律，保持身心平衡，以达到健康长寿的目的。

（二）预防为主思想与现代养生学

马王堆养生学提倡预防为主，强调在未病之前进行调理，以增强身体的抵抗力。这种预防观念与现代养生学中的"未病先防"思想相契合。现代养生学认为，通过合理的饮食、运动、休息等方式，可以预防疾病的发生，提高生活质量。

（三）身心同调理论与现代养生学

马王堆养生学注重调理身心，认为身心健康是相辅相成的。这种身心并重的观念与现代养生学中的"身心同治"思想相呼应。现代养生学认为，心理健康是身体健康的重要组成部分，通过心理调适、情绪管理等方式，可以促进身体健康。

四、马王堆养生学在现代养生学中的应用

（一）饮食养生

马王堆养生学提倡饮食有节，认为合理的饮食是保持身体健康的关键。现代养生学也强调饮食的重要性，提倡均衡营养、清淡饮食、适量进食等原则。通过遵循这些原则，可以预防许多慢性疾病的发生。

（二）运动养生

马王堆医学中的导引术、气功等养生方法，强调通过运动来调理身

体。现代养生学也提倡适量运动，认为运动可以促进新陈代谢、增强免疫力、改善心理状态等。通过选择合适的运动方式，如太极拳、瑜伽、游泳等，可以达到养生的效果。

（三）心理养生

马王堆医学注重心理调适，认为保持心情愉悦是身体健康的重要因素。现代养生学也强调心理养生的重要性，提倡通过冥想、放松训练、社交活动等方式来调理心理状态。这些方法可以帮助人们缓解压力、调整情绪、提高生活质量。

五、马王堆养生理论的现代价值

（一）马王堆养生理论对现代饮食文化的启示

马王堆养生理论中的饮食调养观念，对于现代饮食文化具有重要的启示意义。现代社会中，人们的饮食习惯往往受到快节奏生活、便利食品等因素的影响，导致营养不均衡、健康问题频发。马王堆养生理论提倡的合理饮食、均衡营养观念，有助于引导人们关注饮食健康，选择适合自己的食物，从而改善生活质量。

（二）马王堆养生理论对现代运动健身的指导作用

马王堆养生理论中的运动保健观念，对现代运动健身具有指导意义。现代社会中，人们越来越重视身体健康和体育锻炼。然而，在选择运动方式和强度时，很多人缺乏科学的指导，容易导致运动损伤或效果不佳。马王堆养生理论强调的适当运动、增强体质观念，可以为现代人提供科学的运动健身建议，帮助他们选择适合自己的运动方式和强度，提高运动效果。

（三）马王堆养生理论对现代心理健康的促进作用

马王堆养生理论中的精神调摄观念，对现代心理健康具有促进作用。现代社会中，人们面临着种种压力和挑战，容易导致心理失衡、情绪波动等问题。马王堆养生理论主张保持心情愉悦、避免过度压力，这有助于现代人调节心理状态、缓解压力、提高生活质量。同时，这些理论还强调了人与自然的和谐关系，提倡顺应自然、调整心态，这对于现代人追求身心健康、实现全面发展具有重要意义。

综上所述，马王堆养生理论在现代社会中具有独特的价值和意义。通过对饮食、运动、精神等方面的调养和保健，这些古老的智慧可以帮助现代人改善生活质量、提高健康水平。因此，我们应该深入研究和挖掘马王堆养生理论的现代价值，将其应用于现代生活中，为人们的健康福祉贡献智慧和力量。同时，我们也应该注重传承和发扬这些古老的养生文化，让其在现代社会中焕发新的生机和活力。

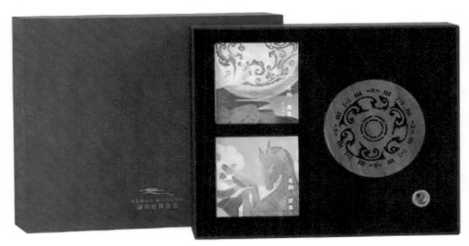

图 4 - 2　文创产品——养生熏香

第三篇

创新发展

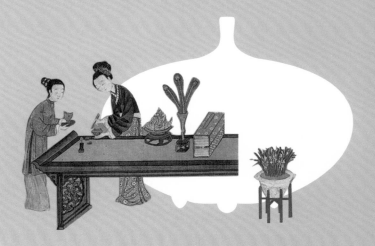

第五章　马王堆房室养生学的创造性成果

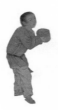

第一节　性医学文化的研究和发展

　　广义的"文化"泛指人类社会历史实践过程中所创造的物质和精神财富的总和。同时，随着民族的产生和发展，文化具有民族性，通过民族形式的发展，形成民族的传统。中国传统性医学是中华传统文化的一个重要组成部分，孟子曰："食色性也。"说明我们的祖先对性文化持有非常开明的态度。中国古代性文化是中华民族在长期历史中形成的性观念、习俗、行为，以及有关性的知识、文学、道德规范和诸多社会体制等，饮食使人得以生存，同时又可带来口味的享受；男女之间的性关系是人类自身繁衍的必需，也同时带来快感。如此之大的事情，当然会被古人重视。其在中华传统文化中的重要自不待言，何况古人的生活远较今人简单，他们与自然有更密切、更敏感的接触，更多地将生命现象与宇宙生生不已的造化过程紧密相连，以求得与自然的沟通和协调。性文化密切关联着物质文化和精神文化。这是因为创造文化离不开人、人性，离不开人的繁衍，人的生理和心理状态，两性的和谐和合作。

　　属于古代医学分支之一的中国古代房中术，远在 2 000 多年前的秦代前后即已基本成型，其学科内容已相当于今日的性学。1973 年底在长沙马王堆汉墓出土的医书《十问》《合阴阳》《天下至道谈》《养生方》《杂疗方》均出自 3 号墓东边箱的长方形漆盒中，帛书大部分写在宽 48 厘米的整幅帛上，折叠成长方形；少部分书写在宽 24 厘米的半幅帛上，用木条将其卷起。出土时都已严重破损，经整理，知共有 28 件。医简两卷 200 支，一卷内容与《黄帝内经》相似，讲的是养生之道，另一卷则为房中术，记载有金枪不倒方等，对性的理论、治疗调护以及房中养生保健等作了深入而全面的论述。不仅是我国也是世界现存最早的性医学著作，对性医学文化研究具有重要意义。

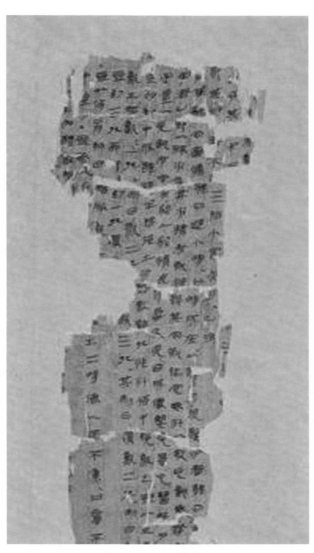

图 5-1　马王堆帛书

在性医学文化发展中，房室养生被人们所重视，古人经过长久的探索，发展出一种日趋神秘化和技术化的体系，其内容包括服食（饮食、服药）、调息（气功）、导引（形体锻炼）和房中（性交技巧），并将此作为一个相互关联的系统，此即中国传统医学中养生学的内容和养生的方法与手段。"房中"是其中的一个分支，但"服食""调息"和"导引"也经常用作增强性功能和/或增补房室后身体的虚弱。将房中视为养生的重要内容之一，其用意一是房室本身就是阴阳天道；一是正常和强健的性功能反映了身体的健康，并且通过房室能促使更加健康长寿。如房中书《十问》所论："君必食阴（指调息中的吸食阴气）以为常，助以柏实（指服食柏子仁）盛良，饮走兽泉英（指饮牛、羊奶），可以却老复壮，曼泽有光。接阴将众（指房室次数较多），继以飞虫（指食用一些禽类动物），春雀圆子（指食用禽蛋），兴彼鸣雄，鸣雄有精（以锥健的公鸡作比喻），诚能服此，玉策（指男性阴茎）复生。"五石散又称寒食散，其药方托始于汉人，由魏人何晏首先服用，何晏耽声好色，服了五石散后，顿觉神明开朗，体力增强。寒食散中的"五石"，葛洪所述为"丹砂、雄黄、白矾、曾青、慈石也"，隋代名医巢元方则认为是"钟乳、硫黄、白石英、紫石英、赤石"。尽管"五石"配方各不相同，但其药性皆燥热绘烈，服后使人全身发热，所以自古代就出现并有人食用"伟哥"。古人对于房室养生的观点是：房室可以养生，房室中又必然注意养生。即正常、和谐的房室可以愉悦强健身心，但又须注意房室不可过度，要量力而行，同时可服用一些药物补品，进行一些气功、导引的活动来养生。

"七损八益"理论的探索与研究体现了马王堆房室文化的价值与魅力，在马王堆医书未出土之前，"七损八益"见于《素问·阴阳应象大论篇》，其云："能知七损八益，则二者可调，不知用此，则早衰之节也。年四十，而阴气自半也，起居衰矣。年五十，体重，耳目不聪明矣。年六十，阴痿，气大衰，九窍不利，下虚上实，涕泣俱出矣。"但是"七损八益"究竟是指什么？历代医家争论不休，莫衷一是，围绕其讨论出现了百家争鸣的局面。

1. 七损者，女子月事贵乎时下；八益者，男子精气贵乎充满。反之则病。

创新发展 第三篇

唐代王冰《补注黄帝内经素问》云："女子以七七为天癸之终，丈夫以八八为天癸之极。然知八可益，知七可损，则各随气分，修养天真，终其天年，以度百岁。"明代罗周彦《医宗粹言》则云："七损八益之道，谓女子二七而天癸至，七七而绝；男子二八而天癸通，八八而尽。妇子以时下月，故曰损，男子以节而泻，故曰益。"清代高士宗《黄帝素问直解》亦云："阴阳二气，本于天真，能知天真之七损八益，则阴阳二者可调。七损者，女子以七为纪，月事贵乎时下，故曰'损'；八益者，男子以八为纪，精气贵乎充满，故曰'益'。知七损八益则阴平阳秘，故二者可调。不知用此损益之法而调之，则早衰之节也。"

2. 七为阳数，八为阴数；损即消，益即长；阳不宜消，阴不宜长，察其消长之机则二者可调。

明代张介宾《类经》云："七为少阳之数，八为少阴之数。七损者，言阳消之渐；八益者，言阴长之由也。夫阴阳者，生杀之本始也。生从乎阳，阳不宜消也；死从乎阴，阴不宜长也。能知七损八益之道，而得其消长之几，则阴阳之柄，把握在我，故二者可调，否则未央而衰矣。"明代李中梓《内经知要·道生》云："二者，阴阳也。七为少阳之数，八为少阴之数。七损者，阳消也；八益者，阴长也。阴阳者，生杀之本始。生从乎阳，阳惧其消也；杀从乎阴，阴惧其长也。能知七损八益，察其消长之机，用其扶抑之术，则阳常盛而阴不乘，二者可以调和，常体春夏之令，永获少壮康强，是真把握阴阳者矣。不知用此，则未央而衰。"明代万全《家传养生四要》亦云："何谓七损八益？盖七者，女子之数也，其血宜泻不宜满。八者，男子之数也，其精宜满而不宜泻。"

3. 女属阴，男属阳。七为阴数故当损；八为阳数故当益。

清代黄元御《素问悬解》解释云："《上古天真论》曰女子二七天癸至，七七天癸竭；男子二八天癸至，八八天癸竭。七为阴数故当损，八为阳数故当益。"近代医家秦伯未在《内经知要浅解》中提道："古人以七、八作为男女的纪数，故这里'七'是指女子，'八'是指男子。意思是女子的月经为生理正常现象，应当按月来潮，不来潮便是病（妊娠当然例外），故称损，损字含有不使积聚的意义；男子精气的溢泄是一种生殖能力，应当充实，不充实便是病，故称益，益字含有不使亏损的意义。"

一二三

4. 阳常有余，故须损；阴常不足，故须益。

"女子以七为纪，男子以八为纪，七损八益，言阳常有余，而阴常不足也。然阳气生于阴精，知阴精之不足，而无使其亏损，则二者可调。"（张志聪《黄帝内经素问集注·天元纪大论》）

5. 七损是对身体的七种损害，八益是对病的八种益盛。阳盛为实，故称益；阴盛为虚，故称损。

"阳胜八益为实，阴胜七损为虚。言八益者：身热，一益也……身寒，一损也……损者损于身，益者益于病，若人能修道察同，去损益之病，则阴阳气和，无诸衰老，寿命无穷，与天地同极也。"（唐代杨上善《黄帝内经太素·阴阳》）

我们可以看出，上述诸家对"七损八益"的注释，总在"七""八"二字上下功夫，离不开女子二七天癸至，七七天癸竭，男子二八天癸至，八八天癸尽；或称"七"为女子之数，"八"为男子之数；以"七"代表女子；以"八"代表男子，用月经来潮与泄泻精液等来解释。很少谈及"损""益"二字，更未有论"七损八益"的具体内容。

随着研究的深入，在 20 世纪初，日本丹波康赖所撰的《医心方》传入中国，该书辑录了在中国乃至世界各地早已亡佚的房中典籍，如《素女经》《玉房秘诀》《玉房指要》等。其中，《玉房秘诀》中首次披露了"七损八益"的具体内容，根据《医心方·房内》载："《玉房秘诀》云：素女曰：阴阳有七损八益。一益曰固精。令女侧卧张股，男侧卧其中，行二九数，数猝止，令男固精；又治女子漏血，日再行，十五日愈。二益曰安气……三益曰利脏……四益曰强骨……五益曰调脉……六益曰蓄血……七益曰益液……八益曰道体。"亦载有"七损"的内容："《玉房秘诀》云：素女曰：一损谓绝气，绝气者，心意不欲而强用之，则汗泄气少，令心热目冥冥。治之法，令女正卧，男担其两股深按之，令女自摇，女精出止，男勿得快。日九行，十日愈。二损谓溢精……三损谓夺脉……四损谓气泄……五损谓机关厥伤……六损谓百闭……七损谓血竭。"从而明确了"七损八益"是中国古代房中养生与治疗的方法。"八益"是指八种有益于身心健康的性交姿势，目的是用性交使体力增长、精神安稳与治疗疾病。"七损"是指七种房室损伤疾患，如情志不遂、醉后、太疲倦而交接女人等，并以七种性交姿势加以治疗。

《玉房秘诀》似乎合理地解释了"七损八益"，但也有以下疑问？据考据，《玉房秘诀》最早见于晋代葛洪的《抱朴子内篇·遐览》，也就是说其成书最早于东汉时期，而《黄帝内经》大约成书于战国时期。那么，在相差数百年的时间内，其记载的"七损八益"是否就是《黄帝内经》所提到的"七损八益"？《医心方》所载的《玉房秘诀》是否就是葛洪所载的汉魏《玉房秘诀》？如此等等，都使"七损八益"又多了几分扑朔迷离。

最终，在1973年，马王堆汉墓竹简《天下至道谈》的出土问世，有关《黄帝内经》中"七损八益"的争论终于得到了解决。"七损八益"是指在房室生活中，有七种做法对人体（精气）有损害，有八种做法对人体（精气）有补益作用。"氣有八益，有（又）有七孫（损）。不能用八益，去七孫（损），则行年卅而陰氣自半也，五十而起居衰，六十而耳目不葱（聪）明，七十下枯上涗（脱），陰氣不用，澡泣留（流）出。令之復壯有道，去七孫（损）以振其病，用八益以貳其氣，是故老者復壯，壯（者）不衰……故善用八益、去七孫（损），五病者不作。"指出在房室生活中，有八种做法于人体有所补益，又有七种做法对人体健康有损害。若不能运用八种益精之法和除去七种损精之法，那么，到40岁人的生理机能就会开始衰退，50岁生活起居能力也会衰弱，60岁耳不聪、目不明，70岁上体干枯，下体虚脱，精气丧失，性器官失去作用，眼泪、鼻涕一齐流出。要使人恢复健壮也有办法，那就是除去七损以救治疾病，采用八益来补益精气，这样就能使老年人恢复健壮，青年人不致过早衰老。

那么，"七损八益"具体又是指什么呢？《天下至道谈》有详细论述，"八益：一曰治氣，二曰致沫，三曰智（知）時，四曰畜氣，五曰和沫，六曰竊氣，七曰寺（待）贏，八曰定頃（倾）。七孫（损）：一曰閉，二曰泄，三曰渴（竭），四曰勿，五曰煩，六曰絕，七曰費。"。并对"七损八益"的内容作了进一步解释，"治八益：旦起起坐，直脊，開尻，翕州，印（抑）下之，曰治氣；飲食，垂尻，直脊，翕周（州），通氣焉，曰致沫；先戲兩樂，交欲爲之，曰智（知）時；爲而耎脊，翕周（州），印（抑）下之，曰蓄氣；爲而物（勿）亟勿數，出入和治，曰和沫；出卧令人起之，怒擇（釋）之，曰積氣；幾已，內脊，毋嬞（動），翕氣，印（抑）下之，靜身須之，曰侍（待）贏；已而洒之，怒而舍之，曰定頃（傾）。此胃（謂）八益"。"七孫（損）：爲之而疾痛，曰內閉；爲之出汗，曰外泄；爲之不已，曰楬（竭）；秦（臻）欲之而不能，曰弗；爲之揣（喘）息中亂，曰煩；弗欲强之，曰絕；爲之秦（臻）疾，曰費。此謂七孫（損）。"

简要地说，一益指治气，清晨起床打坐，伸直脊背，放松臀部，收敛肛门，导气下行至阴部；二益指致沫，呼吸新鲜空气，吞服舌下津液，蹲马步状，伸直脊背，收敛肛门，通其精气，促使阴液不断产生；三益指知时，性交前，男女应相爱抚嬉戏，使情绪轻松，精神愉快，待到双方都产生强烈的性欲时再性交；四益指蓄气，性交时放松脊背，收敛肛门，导气下行；五益指和沫，性交时不要急促粗暴抽送，出入要轻柔、舒缓；六益指积气，卧床性交时，不要贪欢恋欲，应在阴茎尚能勃起之时离开阴道；七益指待赢，当性交快要结束时，纳气运行于脊背，停止性交动作，吸引天气，导气下行，静静地等待着；八益指定倾，当性交结束时，应将余精射尽，清洗阴部。一损指性交时精道不通，无精可泄，叫内闭；二损指性交时大汗不止，阳气外泄；三损指性生活无度，使精液耗竭；四损指阴茎不举；五损指性交时呼吸急促，神昏意乱；六损指性交时男方动作粗暴，性生活不和谐；七损指滥施泄欲，耗散精气。

可见，《天下至道谈》有关"七损八益"的阐述，不仅明确了"七损八益"的具体内容，将节欲、戒色与保精、惜精、护精、固精的养生观念有机地结合在一起，运用吐纳、导引等气功方法，还结合心理与精神疗法，从而达到一个十分美满的状态，对现代性医学、性保健学、性心理学的发展具有重要指导意义。

一、欲不可纵

夫妻之间的正常性生活，常给夫妻的精神和心理带来极度的愉悦、快乐和幸福感，但纵情色欲，轻则致病，重则损寿。如"七损"所载："为之不已，曰楬（竭）。"《十问》亦云："赤子骄悍数起，慎勿出入，以脩美浧，鞑白内成，何病之有？坡（彼）生有央（殃），必亓（其）陰精扁

（漏）泄，百脉宛（菀）废，喜怒不时，不明大道，生气去之。俗人芒生，乃持（恃）巫医，行年卒十，刑（形）必夭㚄（埋），颂事白（自）杀，亦伤（伤）悲戋（哉）。死生安在，彻士製（制）之，实下闭精，气不扁（漏）泄。心製（制）死生，孰爲之败？慎守勿失，长生纍迣（世）。纍迣安乐长寿，长寿生于蓄积。坡（彼）生之多，尚（上）察于天，下播于地，能者必神，故能刑（形）解。明大道者，亓（其）行陵云，上自麋摇，水溜（流）能远，襲（龙）登能高，疾不力倦，□□□□□□□巫成招□□□不死。巫成招以四时爲辅，天地爲经，巫成招与阴阳皆生。阴阳不死，巫成招兴（与）相视，有道之士亦如此。"指男子虽处于性功能旺盛、阴茎能多次勃起的时期，在房室方面也要慎重，绝不可随意交合，这样才能调养好身体，使人体正气固附而内脏功能健全。而那些体弱多病的人，大多是不会节制性交合而造成肾气不固、阴精漏泄所致。所以要谨遵"八益"所谓"出卧，令人起之，怒择（释）之，曰积气"。

这种"欲不可纵"的思想，对后世房室养生起着积极的影响。《素问·上古天真论篇》云："今时之人，不然也，以酒为浆，以妄为常，醉以入房，以欲竭其精，以耗散其真。不知持满，不时御神，务快其心，逆于生乐，起居无常，故半百而衰也。"强调纵欲的危害性。《三元延寿参赞书·欲不可纵》写道："欲多则损精，人可保命者，可惜者身，可重者精……若耗散真精不已，疾病随生，死亡随之。"指出性生活过度，伤精耗液，脏腑虚损，是多种病症发生的原因之一。告诫人们应时时注意清心养神，节制性欲望，才能"爱惜节情，以得长寿"。

二、守精延寿

精气是构成人体的基本物质，也是人体生长发育、精神心理活动及各种生理活动的物质基础。固护肾精以摄生延年是马王堆医书推崇的房室养生思想之一。如"爲之秦（臻）疾，曰费"（七损）。宜"饮食，垂尻，直脊，翕周（州），通气焉，曰致沫"（八益）。《十问》也写道："玉闭坚精，必使玉泉毋顷（倾），则百疾弗婴，故能长生。楼（接）阴之道，必心塞葆。刑（形）气相葆。"充分认识并肯定了节欲固精对人体的补益作用。《玉房秘诀》也有类似叙述："一动不泻，则气力加强；再动不泻，耳目聪明；三动不泻，众病消亡；四动不泻，五神咸安……十动不泻，通于神明。"强调了动而不泄有保养肾精、祛病延年的作用，因此积精、守精、保精、养精是养生延年的关键所在。

三、气功导引

气功导引是我国古代保健防病的一种独特且有效的方法，而将气功导引运用于夫妻性生活中以达到养生目的，则是马王堆医书中有关性保健心理学的一个重要内容。《天下至道谈》中有关"七损八益"的具体内容，其实就是气功导引的具体做法，如"在性生活中配合伸直舒展四肢和脊背，按摩臀部，放松大腿，活动并导引气运行至前阴部，紧缩肛门，闭目清心养神，不被外界杂音所干扰，导气运行精气充盈于脑部……"通过配合气功导引从而使人精神焕发，心情欢悦，身体健康，这就是性交合与气功导引相互配合的效应。从现代性医学观点来分析，这种气功导引确实可以对夫妻双方的性心理、生理活动起到良性调节作用，进而可促进双方身心健康，达到"调五脏"的目的。如现代性医学临床和咨询中，也主张用分散注意力的方法预防和治疗因精神过分紧张或激动而导致的早泄等性功能障碍疾病。

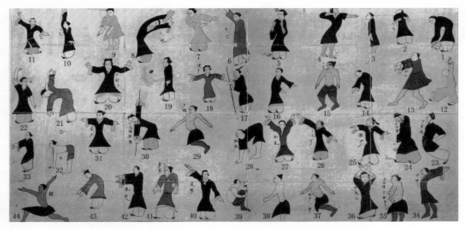

图 5-2　马王堆导引复原图

中医性学的发展经历了曲折的过程，其起源上可追溯到两千年前中医学的形成阶段，但其内容则散见于历代中医专著中，如"房室养生""男科""女科"等内容。"中医性学"概念的正式提出则是近20年来的事。中国性学会的成立为中医性学的发展提供了重要的平台，特别是中医性学专业委员会的工作促进了中医性学的学科建设和中医性学的稳健发展。中医性学有自己的独特的理论体系，它以阴阳五行学说为指导，研究人类的性与生殖问题；中医性学有其特有的诊疗方法，它以辨证论治为基本治法，以中药、针灸等手段诊治性相关的疾病。中医学突出的特点是整体观念，中医学认为人体是一个以五脏为中心的统一整体，通过气血和经络使人体各个器官成为紧密的整体。性不但是繁衍子嗣的活动，而且是养生保健、维持气血运动的重要活动。治疗上，中医学往往从不同的角度多靶点调节，使人体达到平衡。此外，中医性学的中医房室养生学、中医性药学等更是中医性学特有的内容。中医学认为，性功能是在各脏脏、经络、组织器官协同作用下得以实现的生理功能。如：肾为先天之本，具有藏精、主性与生殖、主生长发育的功能，又为"作强之官"，出"伎巧"。肝经绕阴器，阴茎以筋为体，属肝所主；以气血为用，得气血充养方能作强，而肝主藏血，调节血量，且能调畅气机。

我们现在的人读西方文艺复兴的史料，会发现当时有着令人惊慌的性自由与性开放。可以这么说，性开放是文艺复兴的标志之一，唐代当然也不例外，在这一点上，可谓空前绝后。宋朝受宋代理学的影响，与过去的那些腐儒们一同抨击唐代的性开放。明清时期清朝统治者坐定江山后，意识到程朱理学"存天理，灭人欲"的理论主张是控制异族、巩固政权的最好思想武器，在明代，图解性书除了性教育性启示的功能外，还具备压邪避灾的作用，从这点来看，"性"在当时几乎被当做了一门学科来教育民众，民众能从中汲取到正确的性知识。清朝时期，明确提出了结婚的目的是繁衍后代，要求夫妻的感情要"发乎情、止乎礼仪"，一切按照礼教行事。正因清朝对"性"的过于苛刻，才导致了整个社会羞于谈情谈性，性文化开始趋于保守，甚至是封闭的状态。特别是女子更视此为忌讳不能触及，所以很多人就算已经结婚很长时间依然处于一种性蒙昧的状态。到了民国，尤其是新中国成立后的几十年时间，"性"这个词好像消失了，再没有被提及，甚至被当做牛鬼蛇神来打压。人民得到了解放，但"性"却并未得到解放，反而变得更加压抑。这种压抑直到改革开放后才逐渐被释放。如今，步入新世纪的我们，随着文学的百花齐放、影视剧作的表达，互联网的发展，我们的观念也已随着时代洪流而发生了巨变，潜移默化中影响着一代又一代的人。对性，我们不再谈之色变；对性，我们不再感到羞耻；对性，我们愿意把它当作一件美好的事。这是性观念的一次重大洗礼。因为我们已经逐渐认识到：谈"性"，是不应该被冠以"不要脸""淫荡"的标签的，性应当是美好且自然的，不应该被其他人所左右。

第二节　性医学产业和产品的发展

随着经济的快速发展，人们生活水平逐年提高，人们越来越注重生活品质的提升，其中包括对两性健康的重视。叠加第三次人口高峰进入青春期、婚恋期、家庭小型化和晚婚晚育等因素，特别是单身经济和悦己经济等概念的影响下，推动了两性健康产业的发展，年轻化趋势明显。消费者对两性健康用品消费的认知已经明显发生改变，并持以开放心态，两性健康用品种类日益丰富。两性健康用品包括计生类用品、护理类用品、器具类用品、服饰类用品及其他用品。

中国两性健康行业市场已初具规模且产业生态不断得到丰富，虽然目前产品质量良莠不齐，同质化现象严重，但品牌差异化建设趋势已经显现。随着产业生态不断丰富，部分早期的市场参与者也陆续推出自有品牌逐渐突围，中国两性健康行业也将向集约化、规模化方向发展。

加强产品的品牌建设可巩固企业的市场地位，增强企业的生命力，从"产品驱动消费"到产品规模化后的"品牌驱动消费"，从而加强公司的护城河并良性发展；品牌的积累衍生出的新产品与服务也可较快受到消费者的接受与信任，有利于行业的整合与规范。从产品驱动来看，目前中国情趣用品行业小型玩家较多，且业态零散，消费者对产品的价格敏感度高，在意性价比；从品牌驱动来看，品牌经营对企业的发展起着至关重要的作用，打造知名度以稳定目标客户群体，继而强势开拓市场。

在马王堆汉墓出土的《十问》中详细描述了行房之前的"戏道"，提出了房室的"十动"与"十节"，阐明性交时的"十已之征"，以及《天下至道谈》的"七损八益"深入浅出地介绍了古代人们对于性的观念、技巧和方法，包括调理身体、培养情趣、保持性健康等方面的内容。在此基础之上衍生出了近现代诸多的性（情趣）产品。

我国成人用品发展起步较晚，1993年一个叫文经风的男人在北京开了第一家名为"夏当亚娃"的成人用品店。20世纪90年代，人们对于性的思想观念保守，在那种环境下开一家成人用品店无疑掀起一波轰动，先后经历了租不来门店，好不容易租了个门店开业16天只卖出了一盒避孕套的这种情况。随着人们讨论的声音越来越多也引起了媒体的注意，朝日新闻、泰晤士报、CNN等世界顶级的新闻媒体都来了，都想见证这一历史性时刻，后来，中央电视台也来采访了，并给予文经风高度的评价："中国性革命第一人"。

1990—2002年：成人用品纳入医疗器具管理行列，受国家政策严格控制。国产避孕套主要提供给国家计生委，由国家计生委统一调配，再免费发放给民众。爱侣、积美进入中国市场成为中国情趣用品市场首批开拓者。

2003—2013年：行业监管放松，植入体内的硅胶制品不再列入医疗器械管理范围。消费者思想观念逐步开放，互联网电商平台初步发展，行业迎来发展新阶段。国内各大情趣用品公司相继出现。

2014—2017年：电商平台用户规模庞大，用户对情趣用品需求增多。情趣用品品牌春水堂、爱侣健康、他趣、桃花坞等多家情趣品牌登录新三板，但行业出现毛利高却不盈利的问题。

2018—2019年：中国情趣用品市场重产销轻消费，在产销不匹配的现状下，不少情趣用品生产商开始拓展海外市场，但主要还是为国际著名品牌代工，尚未走出自我品牌之路。

2020—2023年：中国情趣用品的市场规模迎来井喷式增长，情趣用品企业数目越来越多，情趣产品多种多样，情趣产品行业逐渐走向成熟。不仅实现了全球生产大国同时也实现了出口大国（目前全球70％的成人用品都是由中国生产出口）。

如今成人用品已经实现行业规范化，随处可见成人用品店，但目前市场还远远没有达到饱和，对于这一方面的需求在不断探索，不断创新，有很多地方还是没有店铺或者购买渠道，目前成人用品无人售货店的密集度不够，市场空缺大，在未来1—3年还会迎来一波爆发期。

成人用品随着市场的不断扩大，产品种类也不断丰富。①震动棒：震动棒是女性朋友的好伙伴。它通过震动刺激女性阴蒂、阴道等敏感部位，带来愉悦感。震动棒有多种款式可供选择，如无线、防水、充电等，使用起来非常方便。对于男性朋友来说，震动棒也可以通过刺激阴茎头带来愉悦感。②仿真阳具：仿真阳具模仿了男性的生殖器形状，可以用来进行自慰或与伴侣互动。它们一般由软质材料制成，手感舒适，有的还带有震动功能。仿真阳具不仅可以增加性生活的趣味性，还可以帮助男性朋友在高潮来临前锻炼持久力。③跳蛋：跳蛋是一种小巧便携的情趣玩具，其振动强度可调节，适合女性和男性使用。跳蛋可以刺激生殖器、乳房等敏感部位，带来愉悦感。跳蛋有多种款式，如单振动、双振动等，还可以配合润滑剂使用，提升快感。④情趣内衣：情趣内衣是增加性吸引力的一种方式。它们通常以性感、大胆地设计为主，如蕾丝、网眼等材质。情趣内衣可以激发伴侣的欲望，让双方更加投入性生活。此外，情趣内衣还有多种款式可供选择，如睡衣、内衣、丝袜等。⑤按摩器：按摩器不仅适用于身体按摩，还可以用于生殖器按摩。通过按摩器刺激生殖器部位，可以带来愉悦感。按摩器有多种款式，如手指按摩器、震动按摩器等。使用按摩器可以舒缓紧张情绪，提高性生活质量。

除情趣产品之外，各类咨询两性健康平台的出现以及多元化的两性健康管理都极大地丰富了性医学的发展，为不同人群提供了更多的选择方式。目前线上app拥有较多用户流量，可以通过与如"两性私人医生"等性健康平台进行对接合作，实现线上用户的流量变现和渠道对接。市面上的全科平台包括平安好医生、丁香医生、好大夫在线等，均有较大范围的医院合作及在职医生合作覆盖。心理咨询潜在市场很大，且随着人们观念的逐步开放，心理咨询市场依托于"互联网+"模式得到发展，也将成为今后性咨询市场的主流。

第三节　现代养生保健的兴起和发展

马王堆医书中《十问》《养生方》《杂疗方》中记载了大量关于饮食、

导引等养生方法，这对现代养生保健具有指导意义。古人非常重视房室养生，提倡通过食用滋阴壮阳等药食之品以养精。《十问》《合阴阳》《天下至道谈》《杂疗方》均为现存最早的房中养生文献。《十问》提倡"與竣（朘）飲食，飲食完竣（朘），如養赤子"，"椄（接）陰將众，繠（繼）以蚤蟲，春爵（爵）員駘，興坡（彼）鳴雄，鳴雄有精，誠能服此，玉筴（策）復生"。古人认为用饮食滋养男阴应像哺乳婴儿一样，可以用春雀卵或才开鸣的雄鸡等来滋养生精。《养生方》中记载有治疗老不起、不起等阳痿疾病的方；还有用麦卵等提高性功能的壮阳方；以及具有轻身益力、除中益气之功的补益方，这些都有积聚阴精的功效。

《却谷食气》主要记载了石韦的服食养气的方法，却谷即"辟谷"，主要通过服食石韦来养生，"去（却）穀者食石韋，朝日食質，日駕（加）一節，旬五而（止）；（旬）六始銑，日□（一）節，至晦而復質，與月進退"。介绍了石韦的服食养气方法。还有呼吸养气，如"食□者爲朐（呴）炊（吹），則以始臥與始興。凡朐（呴）中息而炊（吹）"。以及四时的食气宜忌，"春食一去濁陽，和以（銑）光、朝暇（霞），（昏清）可。夏食一去湯風……秋食一去□□……冬食一去凌陰……"服食养生在魏晋时期盛行，服食方法也更加丰富多样，现代的科学研究观点表明，辟谷不仅可以清除人体内的毒素，还能激发人体的潜能，对机体的应急系统产生刺激，从而增强机体抗御病邪的能力。

《五十二病方》记载了丰富的药膳学内容，为后世运用食物治疗疾病开辟了先河。书中与药膳相关记载25方，药膳品种繁多，如五谷、五果、五畜、五菜类。马王堆汉墓中出土了大量的谷物、果品、蔬菜、肉食等文物，可谓五谷杂粮样样齐全，与同时期成书的《黄帝内经》中的"五谷为养，五果为助，五畜为益，五菜为充"的理论保持一致，有异曲同工之妙。

一、饮食养生

饮食养生具有以下作用：

1. 平衡阴阳　各种因素导致的阴阳平衡被打乱，机体就会出现病理状态，表现为不同程度的病症。通过恰当地施用药食，予以饮食养生，可以恢复阴阳的平衡。

2. 调理脏腑　临床的多种病症，均以脏腑功能失调为其主要机制，通过饮食可以对某一脏或多个相关脏腑进行调理，帮助恢复脏腑正常生理功能。

3. 扶正祛邪　"正气内存，邪不可干"。中医学认为人体所以致病，是由于病邪的侵袭，制约或损伤了正气，扰乱了人体的脏腑气血阴阳。合理的饮食可以促进正气的恢复，帮助机体祛除邪气，从而达到正胜邪却，恢复健康。

随着人民群众健康意识的增强，食疗越来越受到人们的追捧。现代饮食养生也呈现出各种各样的种类，包括药膳、药酒、茶饮等。

（一）药膳类

1. 葱烧海参　泡发的海参4个，葱段、蚝油、生抽、冰糖、料酒、盐各适量。将泡发的海参切成块。在锅内放少量油，烧热后加入葱段，爆香后将葱段装起备用。原锅中加入海参，再加入适量盐、料酒、蚝油、生抽、冰糖、上汤，然后盖上锅盖焖至汁收，加入之前爆香的葱段，翻炒后埋入稀芡即可。具有滋肾壮阳、补肾益血的功效，适用于长期精神差，注意力不集中，腰膝酸软，疲乏无力，头晕，记忆力下降，精少，勃起困难，射精较快者。

2. 泥鳅炖豆腐　泥鳅500克，豆腐1块，蒜瓣少许，葱、生姜、食盐、老抽、料酒、白糖、水淀粉、胡椒粉各适量。将泥鳅宰杀去除内脏，同时将豆腐切成1—2厘米见方的块状放入清水中备用，锅中倒油后加入葱、姜、蒜爆香，随后加入泥鳅煸炒，加入适量料酒、清水及老抽，随后放入适量白糖，武火加热，煮开后撇去浮沫，随后文火煮约10分钟，最后加入豆腐开大火炖约5分钟，再加入食盐调味，并淋上水淀粉勾芡，出锅后撒上适量胡椒粉即可。具有清利湿热、补肾壮阳的功效，适用于阴囊潮湿，尿频尿急，小便余沥，心烦口渴，阳痿不起，腰酸乏力者。

3. 紫苏鳝鱼　鳝鱼500克，紫苏、黄瓜、蒜瓣、姜片、香叶、草果、料酒、食盐、油、生抽各适量。将鳝鱼放入清水中，使得泥沙吐出，将鳝鱼斩杀去头后，切成小块，冲洗干净后滤去血水，在放了料酒、蒜瓣、姜片、香叶、草果的沸水中焯烫片刻后捞出，在流动的水中冲洗掉浮沫，沥干水分。蒜瓣、生姜切碎，紫苏叶洗净撕成小片。黄瓜洗净，去皮后切成滚刀块；坐锅热油，爆香蒜末、姜末，下入鳝鱼，翻炒片刻，中途加适量盐、生抽入味；加适量温水，水量刚好没过鳝鱼，焖煮片刻，下入黄瓜，再加适量盐，烧至黄瓜六七成熟；下入紫苏叶，烧5分钟左右，即可起锅装盘。具有补肾壮阳、健脾祛湿的功效，适用于虚劳、阳痿不起、腰痛腰酸者。

4. 韭菜虾仁炒蛋　韭菜100克，鸡蛋2个，虾仁50克，食盐、生抽、干红辣椒、蒜末各少许。洗净韭菜切段备用，将鸡蛋打匀撒入少许盐，随后往锅内加入油，待油温烧至六成熟以后倒入鸡蛋液，待鸡蛋成块后倒入碗中备用，继续向锅内加入油，并放入干红辣椒和蒜末炒香后放入虾仁、韭菜，待韭菜发软，虾仁变色后，加入少量生抽，最后倒入炒熟的鸡蛋，快速翻炒约15秒后出锅。具有温阳补虚，理气行血，固精气的功效，适用于畏寒、精神不振、阳痿不起、遗精、头晕乏力、记忆力减退者。

5. 爆锤桃仁鸡片　鸡胸肉400克，核桃仁100克，水发木耳、青椒、红椒各适量，葱花、姜片各少许，精盐1小匙，味精、胡椒粉各1/2匙，料酒、淀粉、水淀粉、植物油各适量。鸡胸肉切成大厚片，两面蘸上淀粉，用擀面杖锤砸成大薄片，再切成小片；青椒、红椒洗净，均切成三角块；水发木耳去蒂，洗净，撕成小朵。净锅置火上，加入清水、少许精盐烧沸，放入鸡肉片焯烫至变色，捞出、沥水。净锅置火上，加上植物油烧热，下入葱花、姜片炒香，放入核桃仁、青椒块、红椒块、木耳炒匀，加入精盐、胡椒粉、料酒、味精炒至入味，用水淀粉勾芡，放入鸡片炒匀即可。具有脾肾双补、益精填髓的功效，适用于性功能减退、疲乏无力、精神倦怠、容易出汗、食欲差、易腹胀等的亚健康人群。

6. 红枣焖鸭　仔鸭1只，大枣（红枣）、葱段、姜片少许，精盐2小匙，冰糖20克，老抽适量。大枣用温水浸泡片刻，取出冲净，去掉果核；仔鸭洗涤整理干净，剁成小块，放入清水锅中焯烫一下，捞出、沥水。将仔鸭块放入热锅中炒干水分，放入葱段、姜片煸炒出香味。加入老抽、冰糖及泡大枣的清水焖炖25分钟至仔鸭块熟烂，再放入大枣，加入精盐调好口味，出锅装碗即可。具有滋阴降火的功效，适用于性欲虚亢、腰膝酸痛、头晕耳鸣、失眠多梦、手脚心热、盗汗者。

7. 一品莲肉糕　莲子 125 克，粳米 125 克，茯苓 60 克，白砂糖适量。将全部药物和食材打成粉，随后全部和匀。再将适量白砂糖加温调化后混入混合粉末中搅拌均匀，而后均匀地铺在蒸笼里，切成小剂子，隔水加热蒸熟后或烘干或直接成糕，若烘干后可密封储存并冷藏，需要食用时可直接食用或将其泡入开水中待其蓬松后食用。具有健脾化湿的功效，适合于性欲下降、阴茎勃起无力、射精过快、食少便溏、精神不振、身体肥胖者。

8. 芡实茯苓粥　芡实 15 克，茯苓 10 克，枸杞子少许，粳米 100 克，食盐适量。制作方法：将芡实、茯苓磨粉一同放入碗内，用温水调成糊；粳米淘洗干净，用常温水浸泡半小时，捞出，沥干水分；锅中加入约 1 200 毫升的常温水，放入粳米，用旺火烧沸，缓缓倒入芡实茯苓糊，搅拌均匀，改用小火熬煮，待米成粥时下入食盐调味，撒上洗净的枸杞子，稍焖片刻，即可盛起食用。具有健脾、利湿、固精的功效，适用于阴茎勃起功能下降、射精过快、阴囊潮湿、排尿不畅、尿滴白者。

9. 扁豆山药粥　扁豆 30 克，山药 50 克，粳米 100 克，大枣 10 枚。将山药洗净去皮剁碎，洗净粳米，将扁豆、山药、粳米、大枣加入砂锅，加入适量水，先用武火煮开，随后小火慢炖，待粥熬黏稠后即可出锅，出锅后可加入适量砂糖或咸菜调味。具有补益脾胃的功效，适用于射精过快、阴茎勃起无力、腰膝酸冷、食少便溏、精神不振、乏力者。

10. 参麦甲鱼汤　甲鱼 1 只，参须 5 克，麦冬 5 克，五花肉 250 克，生姜 150 克，葱花 150 克，枸杞子 10 克，胡椒 20 克，食用油、盐、味精各适量。甲鱼头剁下，控干血，将甲鱼放入约 80 ℃的水中烫 3 分钟，随后将其捞出置于冷水中浸冷，用剪刀在甲鱼腹部切开十字刀口，取出内脏，切下四肢及尾，再将甲鱼全身污皮刮净，将肉洗净，改刀成块。锅中放油、生姜、五花肉，大火爆香后放入清水 1 000 毫升，加入甲鱼，武火烧制 5 分钟后，再加入泡好的参须、麦冬，文火熬制 20 分钟，出锅前 5 分钟将枸杞子、盐、味精撒入锅中，焖制 1 分钟左右，加入葱花即可出锅。具有补肾滋阴的功效，适合于阳强易举、遗精早泄、腰膝酸痛、头晕耳鸣、失眠多梦、形体消瘦、咽干颧红、潮热盗汗、五心烦热者。

11. 天山雪莲乌鸡汤　乌骨鸡 1 只，天山雪莲 1 朵，白果、莲子、糯米各 15 克，胡椒 3 克，食盐、生姜、上海青各适量。将天山雪莲、白果、莲子、糯米打成细末，将乌骨鸡洗净，去其内脏，随后将生姜、食盐、胡椒和上述细末（天山雪莲、白果、莲子、糯米）放入鸡腹中，缝上鸡腹，并在鸡外部抹上少量食盐，将鸡放入砂锅中加水煮熟。上海青洗净，开水烫熟摆盘。具有补益肝肾、补气养血、养精填髓的功效，适用于阴茎勃起功能下降、射精过快、不耐疲劳、尿滴白、夜尿频、遗精者。

12. 八宝山药　熟山药 400 克，果脯、葡萄干、核桃仁、豆沙馅各适量，蜂蜜、水淀粉、植物油各少许。取大碗，内侧涂抹上植物油，放入少许果脯；熟山药去皮，用刀面拍成泥，放入大碗内，撒上一层果脯和核桃仁，放上豆沙馅。再放上一层山药泥，撒上果脯和豆沙馅，放入剩余的山药泥和果脯压实成八宝山药，放入蒸锅内蒸 20 分钟，取出，扣在盘内。锅置火上，加入蜂蜜和少许清水烧沸，用水淀粉勾芡，出锅浇在八宝山药上即可。具有补益肝肾、固精强腰、健脾的功效，适用于性功能下降、睡眠质量差、精神不振、遗精、腰膝酸软、易汗出者。

13. 粟米羊肉粥　治疗气血虚弱（男女皆可用）：粟米三合，羊肉半斤（去脂膜捡取四两细切），上以水五大盏，下米，羊肉同煮，欲熟，入盐、醋、椒、葱，更煮粥令熟，空心食之（《太平圣惠方》）。现代制法：羊肉 250 克，粟米 150 克，食盐、陈醋、花椒、小葱适量。将羊肉、粟米洗净后放入锅中加适量水，大火烧开转小火焖煮，待快熟之时，加入适量食盐、陈醋、花椒、小葱，再稍稍焖煮即可食用。具有补益气血、益肾填精的功效，适用于男性功能障碍、射精过快、不育、易疲劳、面黄肌瘦者。

（二）药酒类

《五十二病方》还记载了药酒 32 方，以及用酒烹煮药物和浸渍药物等制作酒剂的方法。如治伤痓方："择薤一把，以淳酒半斗煮沸，饮之。"用酒搭配薤白，可增强其辛温发汗、通阳温中、宣痹行气止痛的功效，最终使全身出汗，达到治疗目的。马王堆出土的医书中，有我国现存最早的养生文献《养生方》，《五十二病方》更是记载有药膳 25 方，脏器疗法 26 方，酒剂 32 方，说明早在古代酒食养生就已得到重视。马王堆医书酒剂具有以下功效：

1. 滋补强身 《养生方》（原文第 2 条）采用天冬制酒，饮之以提高老年性功能。即"刌颠棘长寸□节者三斗。以萑坚稠节者纂，大沸，止火，沸定，复纂之……居二日而□浆，即已。近内而饮此浆一升……"另外，《养生方》（原文第 15 条）和《杂疗方》（原文第 25 条）记载："有恒以旦毁鸡卵入酒中，前饮。明饮二，明饮三；有（又）更饮一，明饮二，明饮三，如此【尽】二卵，令人强益色美。"连续将鸡蛋加入温酒饮，可补虚益气、通利中焦。古人认为鸡善行易动为阳，多食鸡蛋可滋阴温阳，提高人的视力和听力。酒为体阴用阳之物。至今江南地区仍有饮用甜酒冲蛋以滋补气血的习俗。

2. 健步益行 《养生方》云："以五月望取莱、茼，陰乾冶之。有（又）冶白松脂之□□□□□□□□□□□□□□各半之，善裹以韦。日一飲之。誨（每）飲，三指最（撮）入酒中□□□□□□□□□□力善行。"即采集藜草和兰草，混合阴干后研末。又取白松脂研末，用拇指、食指、中指 3 个指头用力合拢，撮取药末放入酒中饮用，能增强体力。

3. 补益元气 在马王堆医书中，记载一则令人费解的原文，即"以豬膏大如手，令蠭（蜂）□□□□□□□□□□□□□□□□淳（醇）曹（糟）四斗，善冶□"（《养生方》）。指取一块如手掌大小的猪肥肉，让蜜蜂（此处缺字，疑似将猪肥肉放置蜂窝旁边让蜜蜂蜇刺，蜜蜂尾针所含蜂毒刺入猪肥肉之中），将含有蜂毒的猪肥肉与酒糟四斗捣烂混匀，焙烤干燥后，研成细末，服用这种含有蜂毒的油脂酒糟粉，有补益元气的作用。用猪肥肉作为收集蜂毒的载体，是古人智慧的体现，与后人发明的电击取蜂毒、低温匀浆取蜂毒的方法，有异曲同工之效。但服用后是否能补益元气则尚存疑。

4. 祛邪辟秽 闻药物气味来防治疾病，是《养生方》的特色之一。如"如（茹），濕靡（磨），盛之，飽食飲酒□□者臭（嗅）之"（《养生方》）。指采集柴胡的地上茎叶部分，趁着新鲜含有水分揉碎研磨，盛入容器里。在饱食饮酒（此处缺二字）取出放在鼻孔下，吸入新鲜柴胡叶的气味。这种借助酒的挥发性，吸入新鲜柴胡气味的方法，后世归属于芳香疗法。芳香疗法是指利用药物或香花的自然香气治疗疾病的一种方法。药物的挥发气味具有祛邪辟秽、开窍醒神、解郁化滞、宁神清心的功效。

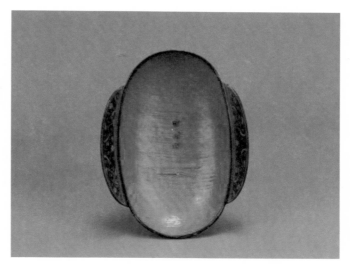

图 5 - 3　马王堆漆器——"君幸酒"云纹大耳杯

　　中医学将酒当成药材，用于临床治病。古代医书中有大量酒的记载，认为酒具有畅通血脉、活血祛瘀、祛风散寒、消冷积、祛胃寒、养脾气、厚肠胃、促消化、润皮肤的功效，还能引药上行，以助药力。现代医学研究发现适量饮酒具有兴奋神经、减轻心脏负担、开胃、滋补强身的作用。

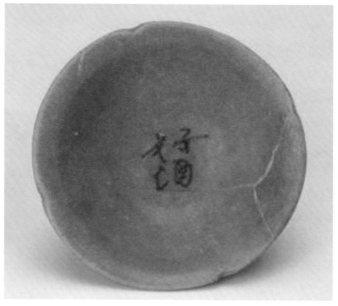

图 5 - 4　唐代"好酒"字瓷盏

经验药酒类：

1. 龙眼桑椹子酒　桑椹、龙眼肉各 120 克，低度米酒 2 升。桑椹、龙眼肉各 120 克，浸于 2 升低度米酒密封，经 10 天后开封即可饮之（若想口感更佳、效果更好，可密封 100 天后打开饮用）。具有滋补肝肾、补益心脾的功效，适用于阴茎勃起功能下降、腰膝酸软、须发早白、耳鸣、口干、心悸、疲乏、记忆力下降、入睡困难、睡时易醒者。

2. 枸杞子酒　枸杞子 200 克，低度米酒 2 升。枸杞子 200 克，浸于 2 升低度米酒，密封，经 10 天后开封即可饮用（如想口感更佳、效果更好，可密封 100 天后打开饮用）。具有滋补肝肾、益精明目的功效，适用于阴茎勃起功能下降、腰膝酸软、须发早白、耳鸣、口干者。

3. 女贞子酒　女贞子 250 克，低度米酒 700 毫升。女贞子研碎后浸于低度米酒，密封，经 10 天后开封即可饮用（如想口感更佳、效果更好，可密封 100 天后打开饮用）。具有补肝肾、明目乌发的功效，适用于阴茎勃起硬度下降、腰膝酸软、须发早白、耳鸣、口干者。

4. 人参酒　人参 30 克，白酒 500 毫升。将人参浸入白酒内，加盖密封，置阴凉处，浸泡 7 天后即可服用。酒尽添酒，味薄即止。具有补中益气、通治诸虚的功效，适用于阳痿不起，伴面色萎黄、神疲乏力、气短懒言、久病气虚、心慌、自汗、食欲下降、易感冒者。

5. 人参茯苓酒　人参、生地黄、白茯苓、白术、白芍、当归、红曲面各 30 克，川芎 15 克，龙眼肉 120 克，白酒 2 000 毫升，冰糖 250 克。将前 9 味共研为粗末，入布袋，置容器中，加入白酒，密封，浸泡 4—7 天后，过滤去渣，取药液，加入冰糖，溶化后即可饮用。具有气血双补、健脾养胃的功效，适用于气血亏损、脾胃虚弱、形体消瘦、面色萎黄者。

6. 延寿酒　黄精、天冬各 30 克，松叶 15 克，枸杞子 20 克，苍术 12 克，白酒 1 000 毫升。将黄精、天冬、苍术切成约 0.8 厘米的小块，松叶切成半节，同枸杞子一起置容器中，加入白酒，摇匀，密封，浸泡 15 日后，即可取用。具有滋养肺肾、补精填髓、强身益寿的功效，适用于阳痿不起、体虚食少、乏力、脚软、眩晕、视物昏花、须发早白、风湿痹证、四肢麻木者。无病少量服用，有强身益寿之功。

7. 神仙延寿酒　生地黄、熟地黄、天冬、麦冬、当归、川牛膝、川芎、白芍、茯苓、知母、杜仲、小茴香、巴戟天、枸杞子、肉苁蓉各60克，破故纸、砂仁、白术、远志各30克，人参、木香、石菖蒲、柏子仁各15克，黄柏90克，白酒30升。将前24味捣碎，入布袋，置容器中，加入白酒，密封，隔水加热1.5小时，取出容器，埋入土中3天以去火毒，静置待用。具有滋阴助阳、益气活血、清虚热、安神志的功效，适用于性功能下降、腰酸腿软、乏力、气短、头眩目暗、食少消瘦、心悸失眠者（引自《万病回春》）。

8. 石斛山药酒　石斛120克，山药、熟地黄各60克，山茱萸、怀牛膝、白术各30克，白酒3 000毫升。将前6味共制为粗末，入布袋，置容器中，加入白酒，密封，隔日振摇数下，浸泡14天后，过滤去渣，即成。具有补肾、养阴、健脾的功效，适用于腰膝酸软、体倦乏力、食欲缺乏、头晕者（引自《药酒汇编》）。

9. 健康补肾酒　熟地黄、龙眼肉、地骨皮、当归、牛膝各120克，沙苑子（炒）、杜仲（盐炒）、巴戟天（去心，盐炒）、枸杞子、菟丝子（炒）、楮实子（炒）、韭菜子（炒）、山药各60克，补骨脂（盐炒）30克，蔗糖480克，白酒9 600毫升。将前14味共制为粗末，置容器中，加入白酒和蔗糖制成的糖酒作溶剂，密封，浸渍48小时后，按渗滤法，以每分钟1—3毫升的速度进行渗滤，收集滤液，静置，滤过，即成。具有补肾益脾、强健腰膝的功效，适用于性功能下降、脾肾虚弱、腰膝酸软、年老体虚、精神疲倦者（引自《药酒汇编》）。

10. 鱼鳔鹿角酒　黄鱼鳔、鹿角各50克，黄酒500毫升。将鹿角切成薄片，与黄鱼鳔炒至色黄质脆，共研细末，置容器中，加入黄酒，密封，浸泡7天后即可取用。具有滋阴补肾、强身壮体的功效，适用于阳痿不起、肾虚腰痛、腰膝酸冷者（引自《民间百病良方》）。

11. 精神药酒方　枸杞子30克，熟地黄、红参、淫羊藿各15克，沙苑蒺藜25克，母丁香10克，沉香5克，荔枝核12克，炒远志3克，冰糖250克，白酒1 000毫升。将前9味捣碎，置容器中，加入白酒和冰糖，密封，浸泡1个月后，过滤去渣，即成。具有健脑补肾的功效，适用于凡因脑力劳动过度出现男子遗精、阳痿、精神疲倦、头昏脑涨、腰酸背痛、女子月经不调者（引自《龚志贤临床经验集》）。

12. 健脑补肾酒　刺五加、黄精、党参、黄芪、桑椹、枸杞子、熟地黄、淫羊藿、山药、山楂、陈皮各 10 克，雄蚕蛾 10 只，蜂蜜 100 克，白酒 1 000 毫升。将前 12 味药切碎，用纱布袋装，扎口，置入干净容器中，加入白酒，密封浸泡。14 天后启封，取出药袋，压榨取液，将榨取液与药酒混合，静置，加入蜂蜜，搅拌均匀，过滤后装瓶备用。具有益气健脾、补肾健脑的功效，适用于阳痿、早泄、神疲乏力、头晕目眩、失眠健忘、食欲缺乏、耳鸣失聪、腰膝酸软、心悸气短者（引自《临床验方集》，本方为山东民间验方）。

（三）茶饮类

马王堆汉墓中出土了多件与茶饮有关的文物，如"茶笥"封泥印鉴、敬茶仕女帛画以及漆茶具等。这些文物不仅证明了西汉初期皇室贵族之家有烹用茶饮的习惯，而且反映了当时茶饮文化的盛行。此外，墓中还出土了苦茶，这是一种产于湖南省江华瑶族自治县的大叶茶，具有较高的药用价值。

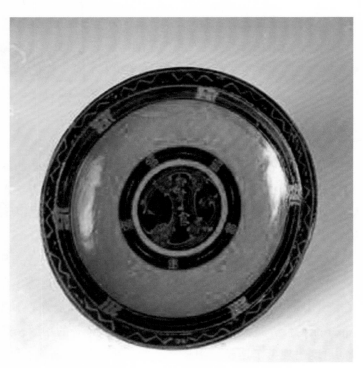

图 5-5　马王堆漆器——"君幸食"小漆盘

　　此外，马王堆汉墓出土的漆器中，有些是用来饮酒的，上面写有"君幸酒"；有些是用来盛羹食的，上面书有"君幸食"（图5-5）。这表明在西汉初期，茶饮与酒、食在器具上并没有明确的分界。虽然当时已经有了专用的酒具和食具，但茶具还没有形成独立的门类。因此，可以认为马王堆出土的漆制酒具、食具是最早的与酒、食具共用的茶具。从马王堆汉墓出土文物来看，可见茶饮在西汉初期的社会生活中占有重要地位。不仅皇室贵族之家有烹用茶饮的习惯，而且民间也有泡茶、煮茶的风俗。这种风俗一直延续至今，成为湖南地区独特的茶文化现象。

　　总之，马王堆汉墓出土的文物为我们揭示了西汉初期茶饮文化的面貌。虽然当时的茶具还没有形成独立的门类，但茶饮已经成为当时社会生活中不可或缺的一部分。这些珍贵的文物不仅为我们提供了研究西汉初期社会生活的重要资料，也为我们传承和发扬中华茶文化提供了宝贵的历史依据。

　　我国的茶饮文化源远流长，其起源可追溯至数千年前。茶饮不仅是中国人日常生活中不可或缺的一部分，更承载着丰富的文化内涵和历史底蕴。本文将从多方面探讨中国茶饮文化的起源，以期更深入地理解这一独特的文化现象。

　　关于茶饮的起源，目前尚无确切的定论。然而，根据历史文献和考古发现，可以推断出茶饮大致起源于中国的西南地区，尤其是四川、云南一带。这一地区气候湿润，适宜茶树生长，因此很可能是茶树的原产地。最早关于茶的记载出现在《诗经》中，其中有"谁谓荼苦，其甘如荠"的诗句。这里的"荼"被认为是指茶树。此外，《尔雅》等书籍中也有关于茶的记载。这表明，早在先秦时期，茶就已经被人们所认识和利用。

　　随着茶的传播和发展，茶饮逐渐从西南地区向全国范围扩散。到了唐代，茶饮文化迎来了第一个高峰。唐代皇帝热爱饮茶，甚至在宫廷中设立了专门的茶宴。这一时期，茶饮不仅成为一种生活方式，还成为了一种社交礼仪。宋代时期，茶饮文化进一步发展。茶艺表演、斗茶等活动逐渐兴起，茶成为了人们精神生活的重要组成部分。同时，随着茶文化的传播，茶叶的种类和制作方法也日益丰富。

　　明清时期，茶饮文化达到了鼎盛时期。茶叶的种类繁多，茶道礼仪也更加完善。这一时期，许多文人墨客对茶进行了深入的研究和赞美，留下了大量关于茶的诗词歌赋。

近现代以来，茶饮文化越来越得到人们的追捧，不仅成为一种生活方式，更成为一种独特的文化现象。这体现了中国人的审美观念、道德伦理和哲学思想。在茶饮文化中，人们追求的是"清、静、和、美"的境界，这与道家的"无为而治"、儒家的"中庸之道"等思想契合。此外，茶饮文化还体现了中国人对自然的敬畏和感恩。茶树生长在大自然中，采摘、制作茶叶都需要顺应自然规律。人们在品茶时，也是在品味大自然的恩赐。

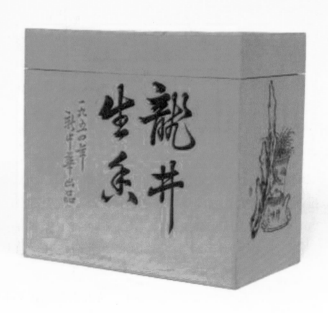

图 5-6 "龙井生香"竹刻茶叶盒

如今，茶饮已经成为世界各地广受欢迎的饮品。在中国，茶饮更是深入人心，无论是城市还是乡村，人们都离不开茶。随着现代生活节奏的加快，茶饮也逐渐演变成了一种时尚和潮流。各种新型茶饮、茶饮店层出不穷，为人们提供了多元化的选择（图 5-7）。同时，茶饮文化在现代社会中也发挥着重要作用。它不仅有助于促进人际交往、增进友谊，还具有提神醒脑、保健养生等功效。越来越多的人开始关注茶饮的健康价值和文化内涵，茶饮文化也因此得到了更好的传承和发展。以下为有助于男性房室养生的茶饮推荐。

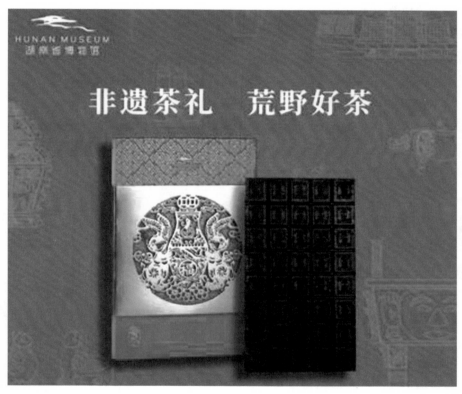

图-7　文创产品——茶饮

1. 首乌生地茶　何首乌 10 克，生地黄 7 克。将何首乌和生地黄放入杯中，加入 500 毫升的热水冲泡，待温凉即可喝。具有强心养肾的功效，适用于性功能下降、腰膝酸软、精力下降者。

2. 枸杞茯苓茶　枸杞子、茯苓各 10 克，红茶 6 克。将枸杞子与茯苓共研为细末，每次取 10 克，加红茶 6 克，用开水冲泡 10 分钟即可，每天 2 次，代茶饮用。具有补肾益精、健脾利尿的功效，适用于阳痿不起、小便清长、精神倦怠、注意力不集中者。

3. 益智仁茶　益智 15 克，绿茶 3 克。先将益智打碎与绿茶一同放入茶杯内，沸水冲泡服用。具有温肾止遗的功效，适用于下焦肾元不足所致遗精、早泄、阳痿不举、性欲低下、心烦失眠者。

4. 桂圆红枣茶　桂圆 12 克，大枣（红枣）15 克。将桂圆和大枣一起放入杯中，加入 500 毫升的热水冲泡，放凉后即可饮用。具有补心脾、益气血的功效，适用于气血亏虚、须发早白、精神不佳、乏力者。

5. 合欢茶　人参 3 克，牛膝 2 克，巴戟天 2 克，杜仲 2 克，枸杞子 2 克，红茶 5 克。用 500 毫升水煎煮上药至水沸后 10—15 分钟，即可冲泡红茶饮用。可加蜂蜜。冲饮至味淡。具有滋补气血、固肾养精的功效，适用于性功能下降、腰膝酸软、容易疲劳者。

6. 虾米茶　虾米 10 克，绿茶 3 克。共放入茶杯中，用开水冲泡，加盖焖 15 分钟，代茶频饮。具有温肾壮阳、排毒的功效，适用于阳痿、滑精、腰痛腰酸者。

7. 红枣枸杞茶　枸杞子 10 克，大枣（红枣）3—4 粒。直接将枸杞子和大枣放入玻璃杯中，以开水冲泡服用，或者用水煮沸后服用。具有滋补肝肾、补脾养血的功效，适用于性功能下降、潮热盗汗、乏力、视力下降者。

8. 菟丝子茶　菟丝子 10 克。洗净后捣碎，加红糖适量，沸水冲泡代茶饮用。具有补肾益精、养肝明目的功效，适用于阳痿不起、精力下降者。

9. 玫瑰花茶　鲜玫瑰花适量，冰糖适量。采将开未开的玫瑰花蕾，将花瓣洗净，将花瓣稍放干后与冰糖一同温开水泡服。具有疏肝解郁之功效。

10. 健美茶　普洱茶、乌龙茶、莱菔子、茯苓碎各 2 克。将材料用小茶包包裹后放入开水冲泡，水冷却至适温后即可饮用。具有健脾祛痰湿之功效。

二、导引养生

马王堆导引术源自马王堆汉墓出土的文物《导引图》。《导引图》的绘制已有 2 000 多年的历史，是一套古老而仍具有旺盛生命力的健身方法。通过一系列的动作和呼吸练习，旨在调节身体的气血运行，增强身体的柔韧性和力量，提高身体的免疫力和抵抗力。其中，马王堆导引术的动作包

括凫浴、翻腰、伸下肢踢脚、拱脊、引颓、摆臂、腹中、引聋、直立、引
烦、引膝痛、引颈、鸟伸和引温病等。这些动作通过不同的方式作用于身
体的不同部位，以达到调节身体的目的。例如，凫浴可以活动颈部和肩
部，翻腰可以锻炼腰部和背部的肌肉，伸下肢踢脚可以拉伸腿部肌肉等
（图5-8）。

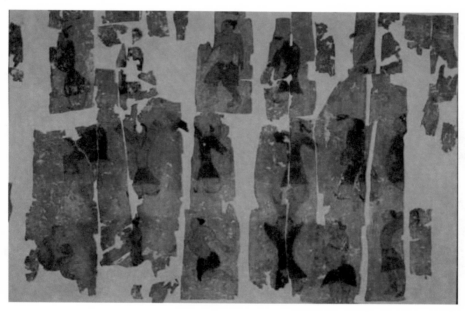

图5-8　马王堆导引图

第六章　马王堆房室养生学的创新性发展

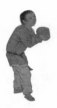

第一节　性医学研究的涌现

性医学是研究人类性行为、性健康和性相关问题的科学领域。而性医学文化则是指围绕这一领域所形成的价值观念、信仰、习俗和社会规范等。了解性医学文化的历史和发展有助于我们更好地理解当前的研究现状和未来趋势。

现代性医学文化的主要研究领域包括：

1. 性行为与性健康　包括性行为的生理和心理基础、性传播疾病的预防和治疗等方面。近年来，随着互联网和社交媒体的普及，线上性行为和网络约会也成为研究的热点之一。

2. 性别认同与性取向　关注不同文化和背景下的人们如何理解自己的性别认同和性取向，以及这些认同和取向对个体健康和幸福的影响。

3. 性教育与性健康促进　研究如何通过学校、家庭和社会渠道提供有效的性教育和健康指导，帮助青少年和成年人做出明智的决策，避免不必要的风险和危险。

4. 性治疗与性心理治疗　探索各种性治疗方法在改善性功能、解决性心理问题方面的应用效果。

马王堆房室养生学作为中国古代的性健康指导思想，涉及了许多性理论知识与性相关疾病，如早泄、阳痿等，为现代性医学文化的研究提供了依据。马王堆房室养生学对早泄的认识与治疗可见于诸多典籍，如《合阴阳》中强调了男子在性交合中"玉闭坚精"的原则，即控制射精来逐渐延长性交时间，与现代医学治疗早泄的行为疗法颇为相似。《天下至道谈》云"交欲爲之，曰智（知）時"，"弗欲强之，曰絶"，表明只有男女双方产生了强烈的性欲望时才是最佳的同房时机，若女方没有欲望而男方强行进行交合，男子易早泄，容易导致性生活的失败。在此基础上，随着后世的中医学与现代医学的发展，人们对于这些疾病的研究越来越深入。中医发展出了特色的中药内服、中药外用、针灸推拿手法、房中术、养生保健功法等治疗手段，近年随着新技术的运用出现穴位注射和穴位埋线等新疗法，这些方法治疗早泄均取得一定疗效。现代医学中，早泄的发病原因及发病机制，涉及男性阴茎敏感度高、基因遗传因素、恐惧焦虑等心理环境因素、中枢 5-羟色胺神经递质紊乱、男科疾病等。现代医学治疗早泄主要采用盐酸达泊西汀口服以达到延长男性性生活时间的目的。

勃起功能障碍是指无法获得或维持足以使性交满意的阴茎勃起，是一种临床常见的男性性功能障碍疾病。《天下至道谈》云："怒而不大者，膚不至也；大而不坚者，筋不至也；坚而不熱者，氣不至也。"从不大、不坚、不热三方面阐述了阴茎勃起的过程，认为阴茎的勃起需要肌气、筋气、神气三者皆至。阴茎的勃起是一个复杂的过程，除需要身体条件满足外更需要心理条件满足才能做到完美的交合。中医并无勃起功能障碍这一病名，《黄帝内经》称勃起功能障碍为"阴痿""阴器不用""筋痿"等。至宋代《扁鹊心书》开始提出"阳痿"病名，但是"阳痿"病名首次出现在明代医书《周慎斋遗书·阳痿》中，近代将"阳痿"与"阳萎"病名通用，现代医学根据勃起功能障碍临床表现为阴茎疲软或举而不坚的特点，故将其归为"阳痿"范畴。勃起功能障碍的发病机制较为复杂，涉及血管内皮、神经、肌肉等多方面的病变，目前 5 型磷酸二酯酶抑制剂是勃起功能障碍的一线治疗用药，有效率为 60％～70％。

随着社会经济的发展，人民群众的文化水平逐步提高，性医学的研究也同步开展起来。性医学专著、性医学科学研究、性医学会议、性医学杂志等多方位、多种类的研究途径为掀起性医学研究的高潮。

第二节　性医学教育的普及

　　性医学是对男女性别、性器官、性身份、性行为和性相关疾病等内容进行系统医学研究的科学。而中医性医学是中医学中的一个重要组成部分，也是现代性医学的一个重要范畴，中医性医学的发展经历过曲折的过程，其起源上可以追溯到两千年前中医学的形成阶段，但其内容则散见于历代中医专著中，如马王堆房室养生学以及后世"男科""女科"等内容已经涉及"性治疗""性保健""性和谐"。古代性学家曾对人类的性兴奋、夫妻戏道、男女的性欲、婚姻年龄的规定、性养生的特色和性生活时的心理生理反应作过较为深入的探索和总结。可惜理学兴起，性束缚加剧，逐渐造成后世性保守愚昧，甚至"性污名化""性'耻'感"、谈性色变的社会性文化面貌。

　　性医学教育是关系到人类性与生殖健康的重要问题，也是社会文明进步的重要标志之一。然而，由于历史、文化和个人观念等多种原因，性医学教育往往被视为一个禁忌话题，缺乏足够的关注和重视。事实上，正确的性知识对于个人的身心健康至关重要，也有助于避免许多性传播疾病的发生和传播。因此，我们需要正视性医学教育问题，提高公众对性医学的认识和了解。

　　目前，已有许多国家对是否及如何开展青少年生殖健康知识教育和服务进行了研究和探索。青春期性健康教育已经成为全球关注的热点。在我国，1990年原国家教委和原卫生部联合颁布了《学校卫生工作条例》，并规定普通高等学校应开设性健康教育选修课或讲座。2002年9月1日颁布和实施的《中华人民共和国人口与计划生育法》更是以法律的形式明确了性健康教育的重要性。1994年首都师范大学率先开设了性健康教育辅修专业并获得原国家教委科研教学成果一等奖，随后全国部分大中城市的大中小学也开展了一些粗浅的性知识普及教育，这些举措对性医学知识的普及和性医学教育的发展都起到了积极的推动作用。但北京性健康教育研究会副会长马晓年教授曾深刻地指出："中国正规的性教育并没有做起来。没有全国统一的教材，也没有课时，各地虽然也在做，但都是试点性质的。多数学校对性教育的态度是放任自流，实际上是在回避。"这反映了我国目前的性医学教育现状。时至今日，我国的临床医学教材中仍基本不包含性功能方面的内容，国内极少有医学院校系统地开设性医学的专业课程，整个医学教育中也缺乏完整系统的性知识教育，可以利用的教学资源更是相当匮乏。大学生处于人生中性能量高峰期，性思维和性情绪比较丰富，性欲动机强烈。而且医学类大学生，以后还要承担传播知识的重任，所以对大学生开展性医学教育、普及科学的性知识、树立正确的性观念尤为重要。学校教育本应是最合适、最有效传播性知识的途径，但目前调查研究显示我国大学生中普遍存在性相关知识的欠缺。研究还发现，目前大学生获取中医性知识的主要途径是网络、手机（81.0％），远超排名第二的书籍、杂志（38.0％）和第三的朋友人际交流（27.8％），而传统获取知识的主要来源学校和家庭教育只占二成不到，说明对于性这个话题的特殊性及私密性，也说明新媒体在知识获取上的优势效应，提示在今后的教学过程中要多借鉴网络等资讯工具，同时学校、家庭、社会等应共同努力，开展更立体全面的性教育。

可见，尽管性医学教育的重要性已经得到了广泛的认可，但是在实际普及过程中仍然面临着诸多不利因素的挑战。比如，传统观念的影响、教育资源的不足、教育方法的单一等等。因此，在实际的性医学教育过程中，我们需要不断创新和改进性教育的方式和内容，如可以通过科技手段的应用，包括虚拟现实、人工智能等，增强受教育者的参与度。只有通过全社会的共同努力，才可以营造一个更加健康、和谐和包容的性教育环境。

第三节　性医学临床的应用

《十问》《合阴阳》《天下至道谈》《养生方》《杂疗方》在性理论、治疗调护及男性药食合用养生等方面进行了较为系统的探讨，它不仅在国内，而且在全世界范围内都是最早的一部性医学专著，为现代男科学的临床治疗提供了参考。下文以勃起功能障碍的治疗与男科疾病的食疗为例进行简单论述。

　　《十问》所云："神和内得，云（魂）柏（魄）皇□，五臧（藏）毤白，玉色重光，壽參日月，爲天地英。"说明了神志情绪调和内守才能将五脏精气聚集，精气聚集也是阴茎勃起的必备条件。因此，在治疗勃起功能障碍时除用药物使人体精气充足外，更应该重视心理疗法让充足的精气聚集。在《天下至道谈》与《合阴阳》中均提出了"不先女人"的原则，曰"人人有善者，不失女人，女人有之，善者獨能，毋予母治，毋作毋疑，必徐以久，必微以持，如已不已，女乃大台（怡）"，说明在进行性生活时候要把握好女性性欲的发生发展时间，不能操之过急，也不能拖延，照顾好女性的情绪和感受，如此方能获得身心的愉悦。勃起功能障碍虽然是一种男性特有的疾病，但它对夫妻双方的性生活、精神及心理状况都会造成一定程度的影响，对生活质量、家庭和谐有很大的负面影响。而女性对勃起功能的看法及所采取的行动，则会影响到男子的精神状态、求治的动机及诊治的效果。对于男性的勃起功能障碍，除了要进行心理疏导之外，还应该引导其配偶参加有关勃起功能障碍的诊断和治疗，给予他支持、理解和安慰，减轻他因为疾病而产生的消极心理负担。

　　关于男科食疗养生，《十问》《天下至道谈》均提出了聚精、蓄精的养生原则，认为"以精爲充，故能久長""食陰模陽，稽於神明"。《养生方》《杂疗方》认为食疗滋补、药食合用可达到治疗疾病的目的，对以慢性病为主的男科疾病的治疗具有重要的借鉴作用。《十问》记载了食物毒韭，云："卧時食何氏（是）有？""淳酒毒韭""草千歲者唯韭，故因而命之。亓（其）受天氣也蚤（早），亓（其）受地氣也葆，故矗（懼）辟憗肶（怯）者，食之恒張；目不蔡（察）者，食之恒明；耳不聞者，食之恒葱（聰）；春三月食之，苛（疴）疾不昌，筋骨益强，此胃（謂）百草之王。"认为毒韭，接受天地之精华，可以使人耳聪目明，情志舒畅，筋骨强劲。《十问》对醇酒也有记载，云："酒者，五穀之精氣也，亓（其）人（入）中散溜（流），亓（其）人（入）理也徹而周，不胥卧而九（究）理，故以爲百藥孫（由）。"强调酒为百药之长，聚五谷之精气，有兴阳起痿之功。《十问》中云："夫雞者，陽獸也，發明聲葱（聰），信（伸）頭羽張者也。復陰三月，與韭俱徹，故道者食之。"认为鸡属于阳，食用可以聪耳明目，鸡蛋和韭菜同食可有滋阴通阳之功。《十问》中记载的毒韭、醇酒、鸡蛋均可养精生精，对男性疾病如少弱精子症、勃起功能障碍均是调养之佳品。又如《养生方》中治阴方："取黄蜂百，以美酱一栖（杯）渍，一日一夜而出，以汁渍疸糗九分升二。誨（每）食，以酒飲三指最（撮）。"这种用大黄蜂、肉酱、面粉制作含药面粉用来治疗阳痿的方法用法灵活、药食合用，为当代中医男科用药提供了新思路。《杂疗方》对食物疗法也有颇多记载，其记录的 40 余首方中食物性药物占有很大比重，主要有枣糕、菱角、蜜、鱼、鳖、鸡蛋、鹌鹑蛋、羊肉等。这些食物含有丰富的优质蛋白质，而现代研究表明，优质蛋白质是形成精液的主要原料，在预防男性不育以及防治前列腺炎等方面具有重要意义。

综上所述，马王堆房室养生学的创新性发展包括性医学研究、性医学教育和性医学临床应用等方面。通过发掘和利用马王堆房室养生学中的知识和技巧，可以为现代性医学的发展提供新的思路和方法，促进人类性健康的进步。

参考文献

[1] 周一谋. 马王堆医书考注 ［M］. 天津：天津科学技术出版社，1958.

[2] 马继兴. 马王堆古医书考释 ［M］. 长沙：湖南科学技术出版社，1993.

[3] 宋书功. 中国古代养生集要：增补修订本 ［M］. 北京：中医古籍出版社，2021.

[4] 程爵棠. 中国药酒配方大全 ［M］. 7版. 郑州：河南科学技术出版社，2018.

[5] 何清湖，周兴，谭同来，等. 马王堆古汉养生大讲堂 ［M］. 2版. 北京：中国中医药出版社，2017.

[6] 赵丹，许峰. "健身气功·马王堆导引术"处方的文献研究 ［J］. 中医文献杂志，2022，40（2）：11－17.

[7] 赵肖帆，牛家瑜，肖相如. 马王堆房中书对早泄的认识 ［J］. 河南中医，2016，36（5）：754－756.

[8] 钟子轩，何清湖，孙相如. 道家文化对马王堆医书的影响以养生思想为中心的考察 ［J］. 中国宗教，2022（1）：70－71.

[9] 龙专，刘文海. 马王堆导引术养生功能研究 ［J］. 当代体育科技，2023，13（3）：155－158.

[10] 辛智科. 试论马王堆出土竹简《养生方》 ［J］. 陕西中医，1990（6）：283－284.

[11] 蔡铁如. 马王堆医书对心身医学的贡献 ［J］. 中医杂志，1998（5）：311－312.

[12] 李波男，何清湖，周兴. 马王堆医书对当代男科疾病临床治疗及调护的影响 ［J］. 中医杂志，2018，59（16）：1435－1437.

[13] 周浩礼，吴植恩. 马王堆房中书的性养生理论及其文化内涵 ［J］. 中国性科学，2002（1）：5－7.

[14] 周一谋. 谈谈我国早期的房室养生学（下）［J］. 食品与健康，1994（6）：20－21.

[15] 朱奕. 马王堆"导引术"与舞蹈的中医养生价值探析 ［J］. 广州体育学院学报，2017，37（5）：80－83.

[16] 黄巍，何清湖，姚勤. 论马王堆医书中的饮食养生理念与方法 ［J］. 湖南中医

杂志，2013，29（7）：6-8.

[17] 顾羽，何清湖，陈小平，等. 马王堆医书中酒剂的医学应用［J］. 湖南中医药大学学报，2023，43（7）：1268-1272.

[18] 黄滨贤，孙一鸣. 中医治疗早泄进展［J］. 中国民间疗法，2024，32（1）：118-121.

[19] ALTHOF S E，MCMAHON C G，WALDINGER M D，et al. An Update of the International Society of Sexual Medicine′s Guidelines for the Diagnosis and Treatment of Premature Ejaculation（PE）［J］. Sex Med，2014，2（2）：60-90.

[20] 钱乐，朱选文，黄晓军，等. 盐酸达泊西汀治疗早泄的临床疗效观察［J］. 中华男科学杂志，2016，22（6）：566-568.

[21] 张玉国，李强. 勃起功能障碍的中医药研究概况［J］. 中国民间疗法，2022，30（13）：111-114.

[22] BECHARA A，CASABÉ A，DE BONIS W，et al. Effectiveness of low-intensity extracorporeal shock wave therapy on patients with Erectile Dysfunction（ED）who have failed to respond to PDE5i therapy：A pilot study［J］. Arch Esp Urol，2015，68（2）：152-160.

[23] 李元文. 中医性学的发展和展望［J］. 环球中医药，2009，2（5）：361-364.

[24] 王丽，王静，陈丽平，等. 中医妇科学中古代性教育知识的内容与特点［J］. 时珍国医国药，2012，23（1）：228-230.

[25] 王明辉，王凤雷. 中医性医学研究的主要目的和特色与态势评析［J］. 中医药学刊，2004（10）：1796-1799.

[26] 宋书功. 中国古代房中术［J］. 中国性科学，2012，21（8）：90-92.

[27] 徐明. 不同教育方式对大学生性与生殖健康知识与态度的影响［J］. 中国学校卫生，2006（12）：1073-1074.

[28] 焦彩娟. 浅谈大学生性心理教育培养模式的探索与构建［J］. 中国性科学，2021（29）：158-160.

[29] 孙洪礼，张田. 上海市高校大学生性健康教育调查研究［J］. 中国性科学，2021，30（5）：152-155.

[30] 吴扬，尹铁芳. 大学生性知识与行为现状及性教育对策［J］. 中国学校卫生，2006（8）：714-715.

[31] 徐晓阳，苏立，王应雄，等. 论对医学生加强性医学教育的重要性［J］. 中国性科学，2005，14（11）：20-21.

[32] 魏一苇，何清湖，刘禹希. 马王堆养生理论研究的现状与展望［J］. 湖南中医

药大学学报，2014，34（9）：62－65.

[33] 董良，陈帝昂，张培海，等. 女性心理因素对男性勃起功能障碍的影响 ［J］. 中国性科学，2015，24（7）：117－119.

[34] 喻燕姣. 马王堆医书与饮食疗法 ［J］. 华夏文化，1994（Z1）：110－111.

[35] 赵文，王祖龙. 古今男性养生四合理 ［J］. 中国性科学，2017，26（3）：97－98.

图书在版编目（ＣＩＰ）数据

马王堆房室养生 / 周兴，周青主编. -- 长沙 ： 湖南
科学技术出版社，2024．11．--（让马王堆医学文化活起来
丛书 / 何清湖总主编）. -- ISBN 978-7-5710-3025-4

Ⅰ．R212

中国国家版本馆 CIP 数据核字第 2024A0D020 号

马王堆房室养生

总 主 编：何清湖
副总主编：陈小平
主　　编：周　兴　周　青
出 版 人：潘晓山
责任编辑：李　忠　杨　颖
出版发行：湖南科学技术出版社
社　　址：长沙市芙蓉中路一段 416 号泊富国际金融中心
网　　址：http://www.hnstp.com
湖南科学技术出版社天猫旗舰店网址：
　　　　　http://hnkjcbs.tmall.com
邮购联系：0731-84375808
印　　刷：长沙沐阳印刷有限公司
　　　　　（印装质量问题请直接与本厂联系）
厂　　址：长沙市开福区陡岭支路 40 号
邮　　编：410003
版　　次：2024 年 11 月第 1 版
印　　次：2024 年 11 月第 1 次印刷
开　　本：710mm×1000mm　1/16
印　　张：10.25
字　　数：152 千字
书　　号：ISBN 978-7-5710-3025-4
定　　价：68.00 元